普通高等医学院校基础医学实验规划教材

病理学实验教程

主　编　胡晓松　刘馨莲

副主编　李　娟　张录顺

U0205884

西南交通大学出版社

·成　都·

图书在版编目（CIP）数据

病理学实验教程 / 胡晓松，刘馨莲主编. —成都：
西南交通大学出版社，2022.1
普通高等医学院校基础医学实验规划教材
ISBN 978-7-5643-8438-8

Ⅰ. ①病… Ⅱ. ①胡… ②刘… Ⅲ. ①病理学－实验
－医学院校－教材 Ⅳ. ①R36-33

中国版本图书馆 CIP 数据核字（2021）第 257872 号

普通高等医学院校基础医学实验规划教材

Binglixue Shiyan Jiaocheng

病 理 学 实 验 教 程

主编　胡晓松　刘馨莲

责 任 编 辑	罗在伟
封 面 设 计	何东琳设计工作室
	西南交通大学出版社
出 版 发 行	（四川省成都市金牛区二环路北一段 111 号 西南交通大学创新大厦 21 楼）
发行部电话	028-87600564　028-87600533
邮 政 编 码	610031
网　　　址	http://www.xnjdcbs.com
印　　　刷	四川玖艺呈现印刷有限公司
成 品 尺 寸	210 mm×285 mm
印　　　张	14.75
字　　　数	421 千字
版　　　次	2022 年 1 月第 1 版
印　　　次	2022 年 1 月第 1 次
书　　　号	ISBN 978-7-5643-8438-8
定　　　价	52.00 元

病理学实验教程

编 委 会

（按拼音顺序排列）

曹 慧　　陈易华

程 丽　　胡晓松

贾 翠　　李 娟

刘馨莲　　孙 静

张录顺

科学是通过实践而来的，病理学也不例外。"通过实践发现真理，又通过实践检验真理和发展真理"，在医学领域里，人们除了对疾病进行临床观察和实验研究之外，还应用形态学的方法（肉眼和显微镜下的检查）对患者人体（尸体或活体的器官组织）进行观察和研究，以揭示人类疾病发生和发展的规律，这是病理学的学科使命。

理论和实践辩证统一的认识论，是我们学习病理学的指导思想。通过病理学实验，学生们在观察和描述各种各样具有典型性和代表性的病变器官（大体标本）和组织（切片）的过程中，一方面可以印证在课堂上学习的基本理论知识，加深对它们的理解、巩固和掌握，另一方面又可以在实习中进行基本技能训练，培养科学的思维方法、严谨的科学作风和实事求是的科学态度。

本书共分 15 章，包括绪论、总论（细胞与组织的适应、损伤与修复、局部血液循环障碍、炎症、肿瘤），各论（心血管系统疾病、呼吸系统疾病、消化系统疾病、泌尿系统疾病、内分泌系统疾病、淋巴造血系统疾病、生殖系统疾病、神经系统疾病、感染性疾病）、拓展内容（设计性实验、常见器官重量及大小正常值、正常生化检测值、常用形态学学习网站）等。教材各章节内容由理论知识纲要、实验内容、典型案例、课程思政自读素材等几部分构成，强调并注重学生对病变组织形态结构描述能力的训练，以及临床思维能力和医学生职业素养的培养。

由于时间仓促，主客观条件有限，书中难免存在不妥之处，尚需通过实践检验，不断改进和提高。为此，热忱希望使用本书的老师和同学们，若发现书中不妥之处，请批评指正。

本书编委会

2021 年 10 月

目录
CONTENTS

第一章

绪　论

　　"病理学"是一门从形态变化着手研究疾病发生发展的医学基础课。要了解疾病的发生、发展，必须了解疾病过程中器官、组织、细胞等结构改变的知识，因此，病理学的实习内容有很强的直观性和实践性。熟练掌握病理形态学的观察、描述、分析和判断方法，在实习中对各种标本要仔细的观察，并准确简要的加以描述及绘图，特别是对组织切片要更加仔细认真。在准确而全面地观察到存在的各种病理变化之后，还要根据课堂讲授及教材中所提到的理论知识，对实习中所见到的各种材料，进行综合、分析、鉴别和比较，并能根据病变 结合已掌握的知识，推想在机能上可能有哪些主要变化，做到理论联系实际，进一步巩固和提高理论知识，培养正确认识事物的科学作风和独立工作的能力。

　　"病理学"是研究疾病的病因、发病机制及疾病过程中形态结构和功能变化，阐明疾病发生、发展的基本规律，揭示疾病本质，为防病治病提供必要的理论基础。本书主要内容包括三部分：

　　（1）以显微镜使用、病理学总论等为主要内容，主要注重基本理论知识和基本实验技能的训练、培养，强调疾病总体规律的观察学习。

　　（2）以病理学各论为主要内容，强调常见疾病、重要疾病的学习，注重总论内容在各论的具体疾病中的应用。附以临床病例分析为主的临床病理讨论实验，通过实际病例，强化基础医学形态知识与临床的纵向联系，培养理论联系实际的能力，提高同学观察事物、分析问题和解决问题的能力。

　　（3）拓展内容，介绍医学形态学常见的科学实验和技术方法，动物模型等。通过分组查阅文献，自行设计实验方案、论证、设计性实验分组实施。培养基础知识的综合应用及科研思维等。

第一节　病理学的学习方法

一、大体标本观察

　　观察大体标本应按下列顺序进行：

　　（1）首先观察标本为何种器官或组织。

　　（2）观察脏器的大小、形状、重量，大小以长（cm）×宽（cm）×厚（cm）表示，形状有无变形，重量用克（g）表示。

　　（3）观察表面和切面颜色、光滑度、质地，有无病灶。

　　（4）观察病灶的数目、位置、分布（弥漫或单个），与周围组织的关系，有无包膜，境界是否清楚，有无压迫、破坏周围组织或阻塞管腔等现象。

（5）空腔脏器要观察其内腔是否扩大、狭窄或阻塞，腔壁是否增厚或变薄，腔内是否有内容物及内容物的性状（说明：实验室所观察的大体标本，一般都是用 10% 福尔马林（甲醛）液固定，其大小、颜色、硬度与新鲜标本有所不同，标本缩小、变硬，颜色变浅、变灰，出血区和血凝块变为黑色，含铁血黄色较多呈棕色，胆色素沉积则呈绿色）。

二、组织切片观察

（1）先用肉眼观察组织切片的大小、形状、颜色，初步确定病变的部位。

（2）显微镜下观察：注意切片正反，以免镜头压碎玻片。① 低倍镜是镜检的主要手段，可以洞察全局，了解组织结构的改变。观察切片标本应遵循先肉眼后镜下、先低倍后高倍、先全貌再局部、先轮廓再细节的原则，切忌一开始即用高倍镜观察。② 高倍镜主要观察组织和细胞的微细结构及形态变化。

三、形态结构描述、病变的诊断原则

对病理大体标本的描述一定要真实，不可主观臆造，亦不可照抄书本。语言要精练，层次要清楚，从局部到整体，由里到外，由上到下，逐次描述。对病理标本作诊断时，要细致观察，结合病史，联系理论知识，综合分析。诊断的命名一般是：器官或组织名称＋病理变化。如脑脓肿、肝纤维化等。

四、绘图和实习报告

实习报告是培养学生养成严谨的科学态度，实事求是的科学作风，也是教师借以了解学生学习情况及存在问题的重要途径之一，实习报告包括绘图和文字描述两部分。病理学实验绘图十分重要，学生通过绘图可加强对正常结构及病变的观察、理解和记忆，也是能力训练的一个重要环节。

绘图报告的主要内容包括：实验次序及名称，大体标本观察（名称可略），切片观察（序号及名称），绘图及描述部分，临床病理分析等。

绘图的方法是：首先仔细观察组织的镜下表现，找出比较典型的区域，然后用铅笔淡淡勾出轮廓（注意各种成分的位置、比例、关系等）。对草图满意后，再用红蓝铅笔分别绘出细胞质、间质和细胞核等。落笔由轻到重，色彩由浅入深。画图要有边框（圆形或方框，大小一般为 6 cm×8 cm 为宜）和注解，病变和图中主要结构名称用平行线从图中向右侧拉出，并标注：结构或病变名称、染色方法、放大倍数（目镜与物镜倍数相乘，如放大倍数为 10×40）。图片下方用文字简要说明绘图内容。

五、主要脏器病理标本观察方法

1. 心 脏

肉眼观察心脏的大小、重量、形状及心壁三层的改变。心壁三层由内向外依次观察：心内膜的厚度、光滑度，心瓣膜的厚度、光滑度，周径的大小。瓣膜面上有无赘生物、溃疡等改变，腱索的长短、粗细及乳头肌的粗细。心房、心室壁的厚度，心肌的颜色、硬度，有无瘢痕及梗死。心外膜有无增厚、出血及渗出物等，冠状动脉的改变。还要检查各心腔的大小。

镜下按心内膜、心肌及心外膜逐层观察。观察心内膜（包括心瓣膜）有无增厚、纤维化，是否有赘生物、血栓附着，有无炎细胞浸润和渗出，心肌纤维横纹是否清楚，有无肥大、变性、坏死等改变，心肌间质血管有无充血、出血，间质内有无水肿、炎细胞浸润或渗出等。

2. 血　管

肉眼观察血管壁各层,特别是内膜的改变。如内膜有无增厚、异常物质沉积,有无皱缩条纹、斑块、溃疡等,管壁的厚度,口径的大小,弹性程度,有无动脉瘤,管腔内有无血栓及异物。再观察血管的走行、分枝、粗细、颜色及弹性程度。镜下观察按外膜、中膜、内膜顺序进行。外膜内有无炎细胞浸润及纤维组织增生,其营养血管有无增减;中膜肌层和弹力纤维有无改变;内膜有无增厚,增厚的物质是什么,有无沉积物;管腔内有无异常物质存在,如发现血栓则观察它的形态结构。

3. 肺

肉眼观察两肺的大小,表面的颜色、光滑度、硬度,肺尖或肺前缘情况;肺间质有无串珠状气泡,有无结节或斑块。切面观察它的颜色,有无实变区或结节,硬度如何,切面上见到的病变与支气管有无关系,病变的分布状态和部位,肺动脉有无血栓,胸膜的厚度及血管淋巴有无异常。

镜下观察胸膜的厚度,有无渗出物。肺泡壁的厚度,肺泡的大小,肺泡腔有无内容物,如有内容物是何种成分,有无炎细胞浸润,间质及支气管、血管有无改变。

4. 肝

肉眼观察肝的大小、颜色、光滑度、边缘状态,表面上有无结节,切面的颜色、硬度,小叶的大小及整齐度,有无硬结或脓腔,病变的分布,门静脉区及血管的改变等。

镜下观察肝的包膜,肝小叶的大小、形状,肝细胞索的宽度及排列,肝细胞有无变性,毛细胆管有无扩张及内容物,中央静脉、肝窦及枯否氏细胞的改变,门管区有无小叶间胆管、血管及纤维组织增生,有无寄生虫虫卵及炎细胞浸润等。

5. 脾

肉眼观察脾的大小、重量、颜色、表面的光滑度,有无下陷或凸起区域。切面观察包膜的厚度,包膜下有无楔状坏死区,切面的颜色、硬度,脾小体,脾小梁清楚与否等。

镜下观察脾包膜的厚薄,脾小梁的厚度,脾小体的大小,有无增大或萎缩,脾小体及脾索与脾窦中有无炎细胞浸润,以何种炎细胞为主,有无出血、坏死,脾窦的大小及窦壁细胞的改变,网织细胞及纤维组织增生与否及有无其他病变。

6. 肾

肉眼观察肾的大小、重量、形状、颜色有无改变;包膜是否剥离;表面的光滑度,有无凹陷或突起。切面观察皮髓质的颜色、边缘情况,皮质厚薄,等级清楚与否,皮髓质交易清楚与否,皮质包膜下有无坏死。弓形小动脉的厚度,皮髓质有无脓腔。肾盂黏膜的颜色,肾盂是否扩张等。镜下观察肾小球的大小,有无内皮细胞、血管间质细胞及上皮细胞增生、炎细胞浸润及纤维组织的增生等,球囊腔内有无渗出物,球囊壁有无"新月体"。肾小管管腔的大小,上皮细胞的大小,胞质及胞核的状态,管腔内容物的性质。间质有无炎细胞浸润、纤维组织增生,血管壁的厚度等改变。肾盂有无炎细胞浸润。

7. 中空器官

中空器官包括气管、支气管、消化管、胆囊及输卵管等。

肉眼观察腔的大小，有无扩张、狭窄或阻塞等，表面的颜色、光泽、有无结节等。切面观察管壁的厚度，各层增厚或变薄的原因，管壁有无破坏、穿孔、溃疡或肿物等，腔内有无内容物，其性状如何。

镜下观察各层的厚度，有无炎细胞浸润、纤维结缔组织增生，有无寄生虫及组织破坏，如有炎细胞浸润或寄生虫时，应注意位于哪一层，并区别它们的种类。观察黏膜面有无渗出、坏死、出血及溃疡等；浆膜面有无渗出物。

8. 淋巴结

淋巴结包括腹腔、肠系膜、支气管旁、纵隔、颈部等处淋巴结。

肉眼观察它是否肿大或互相融合，表面的颜色、硬度。切面的颜色，有无坏死或结节，有无白色钙化点或色素沉着等。

9. 子　宫

肉眼观察子宫的大小，表面有无结节，宫壁的厚薄，宫腔的大小及其内容物。切面有无肿块、出血点或小腔等。镜下观察肌层的改变（如肌细胞的大小、间质有无炎细胞浸润、有无瘤组织及内膜组织）及子宫内膜的变化。

10. 脑

肉眼观察脑表面颜色，脑回的宽窄，脑沟的深浅，蛛网膜下腔有无出血、渗出物，渗出物的性质、颜色和分布的部位。切面观察有无肿块或坏死出血，脑室的大小，有无渗出物、出血或阻塞等，脑血管壁及管腔的改变。镜下观察软脑膜、蛛网膜下腔有无充血、出血、渗出及炎细胞浸润，脑实质有无坏死、出血、神经胶质细胞增生、神经细胞变性或坏死，血管周围有无炎细胞浸润等。

六、临床病理讨论

人们对疾病的认识和判断是一个极其复杂的过程，在临床实践上，由于种种客观原因，有时对某些疾病难以及时做出正确诊断，甚至造成误诊，这是可以理解的。尸体进行病理剖检，能直接地观察、识别病变，分析病情，有利于总结经验教训，提高医疗水平，对医学教育和科学研究也都有着重要意义。因此，我们利用这些尸检材料开展临床病理讨论会，有非常实际的意义。

（胡晓松）

第二节　显微数码互动系统的使用方法

一、实验须知

（1）爱护显微镜、大体标本、切片及其他教具，不得损坏。

（2）实验前做到提前预习并复习相关理论，了解实验目的和要求。

（3）实验室保持安静，不得追赶、打闹、喧哗。

（4）实验课一律穿白大衣，不许穿背心、拖鞋入室。

（5）室内严禁吸烟、乱扔杂物、随地吐痰，保持整洁，轮流值日。

二、显微镜及使用方法

1. 显微镜部件（图 1-1）

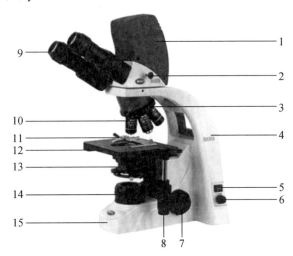

1—数码芯片盒；2—拉杆；3—物镜转换器；4—镜臂；5—电源开关；6—光源调节旋钮；
7—粗/微调旋钮；8—横/纵向移动旋钮；9—目镜；10—物镜；11—载玻片夹持器；
12—载物台；13—聚光镜；14—聚光器光圈；15—镜座。

图 1-1　显微镜部件图

2. 显微镜的使用方法

（1）放置：显微镜放于桌面，距桌沿不得少于 35 mm。

（2）电源：打开电源开关，适当调整光亮度。

（3）对光：转动物镜转换器，对正低倍物镜，肉眼从镜侧注视，转动粗调节螺旋使接物镜距载物台平面 5 mm 左右。用左眼从接目镜观察，打开聚光器光圈，再适当调整光亮度，使整个视野得到均匀的亮光为准。

（4）如视野偏暗、明暗不匀或模糊时，可从以下几方面检查并作适当处理：

① 物镜是否对正？② 光圈开的大小如何？③ 聚光器的高低如何？④ 目镜、物镜、聚光器的聚光镜是否沾污？

（5）显微镜观察的顺序。

任何组织标本观察，应先行肉眼观察，然后进行低倍镜观察，最后高倍镜观察。特别需要指出的是：应重视低倍镜下的观察，它可以了解组织切片的全貌、层次、部位关系。而高倍镜下观察的只是局部结构的放大。切勿放置标本后立即用高倍镜观察，那样会限制视野，混淆层次，以致观察结果不全面、不准确，甚至错误。

（6）低倍镜观察：取标本，擦净，使盖玻片朝上而载玻片在下，将它放在标本载物台上，用标本夹夹好，并旋转标本移动器把载玻片上的组织推移到载物台圆孔正中。然后，从目镜观察，同时慢慢转动粗调节螺旋使物镜缓缓上升，以得到清晰的物像。随后即可按照实习的要求进行标本观察。

（7）高倍镜观察：需高倍镜观察的组织结构应先将其移至低倍镜视野正中，然后按顺时针方向转动物镜转换器，对正高倍物镜，继之转动细调节螺旋使物镜徐缓上升，调得清晰物像即可进行高倍镜观察。换高倍物镜后，若视野过暗，可用聚光器升降杆略升高聚光器，扩大聚光器光圈圆孔或调整电压。有的显微镜，当向上调节高倍物镜时，物像反而更不清晰。这时，应在肉眼直接注视下，使物镜下降，靠近切片标本，然后从目镜观察，转动细调节螺旋，上升物镜，以得清晰物像。

三、显微镜使用的注意事项

（1）用显微镜前，首先查看显微镜部件有无缺损、是否松动。发现部件松动或损坏，应及时报告，进行维修。显微镜部件不得擅自拆卸，接目镜不得随意取下，镜筒不得拉长。

（2）显微镜和组织标本要轻拿轻放，放置稳妥，操作细心。在镜台上取放标本，宜在低倍接物镜下进行。高倍观察时，注意勿使接物镜与标本接触。

（3）维护显微镜清洁，人人有责。不得污染各种部件，发现不洁，及时擦净。各种镜头沾污，影响物像清晰程度，应及时取实习室备用细绸或镜头纸轻试；切勿用手或手帕等擦拭，以防被汗液或砂尘污损。

（4）切片观察完毕，从显微镜上取下切片，按号顺序放入切片盒内。切片损坏，本人应及时报告，以便及时更换。

（5）使用完显微镜，将物镜转离镜台中央圆孔，检查镜头、集光镜、电源开关及切片夹是否松动，确信无误后盖上防尘罩。

（6）关闭显微镜时，先将照明灯亮度调至最小后，再关闭电源。

四、数码显微镜多媒体互动系统

（一）观察前准备

（1）检查：将底座右侧的光源亮度调到最亮，即顺时针旋到最底位后回旋 1 cm。光栏打到 10～40。

（2）开机：A. 启动计算机进入桌面状态。B. 打开显微镜后座主电源开关（即绿色按钮）。C. 接上显微镜头部的 USB 连接线。D. 拉开显微镜头部右侧的拉杆。E. 点击"Digilab Ⅱ -C"，进入互动教学软件"Digilab Ⅱ -Student"。

（二）观察时的操作

（1）放上切片，将光源调到舒适的亮度状况。

（2）视度补偿：调节目镜双筒找到适合自己眼睛的瞳距，此时两眼镜下的图像重合在一起，成为一个视野。

（3）调焦：开始观察，通过粗微调焦机构进行焦距调节。在镜下跳出清晰图像后，点击显示屏右上角"自动曝光"，解除"锁定"；选取无图像的一部分，点击"白平衡"，调节"锁定"项下面的颜色，以达到和镜下颜色一致。学生提问按下显示屏右下角语音模块中的"请求发言"按钮，请老师解答。学生可以通过点击屏幕右下方的"拍照"功能将自己的图像拍照、保存，便于自己今后的复习与交流。

（三）下课时的操作

（1）由教师统一关闭实验室电脑，然后，关闭互动教学软件"Digilab Ⅱ -Student"软件，关闭计算机。

（2）关闭显微镜主电源开关：底座右侧的光源亮度调到最暗，即逆时针旋到最底位，把拉杆推回原位，再关闭显微镜主电源开关。

（3）降低载物台，将物镜转离聚光器。

（4）套上显微镜防尘罩。

（胡晓松）

第三节 病理检验技术在临床中的应用

正确、及时地诊断是防治疾病的重要前提。随着科学技术的发展，大量先进仪器问世，临床检验方法、检查技术不断更新，诊断疾病的方法日新月异，但病理检查仍然是临床诊断疾病的基本方法之一。它的优点是对病变器官、组织进行直观分析，可直接反映出疾病的特征，确定疾病性质，从而对疾病作出相应的诊断。并且，通过观察，可直接了解病变发展阶段，分析判断机体的抗病功能状态，为临床针对性地采取防治措施提供依据。

病理检验方法很多，现将常见的介绍如下。

一、活体组织检查

用手术方法从患者活体内获取病变组织，进行病理检查，对疾病作出正确的病理诊断，由于检查的组织来自活体，故称活体组织检查，简称活检。

二、脱落细胞学检查

利用腔性器官表现脱落的细胞或用人工方法所得到的脏器细胞，进行涂片、染色、光镜观察，称为脱落细胞学检查。脱落细胞学的优点是方法简单、检查迅速、容易取材、病人痛苦小、短期内可查大量病人，是肿瘤普查的一种重要方法。

三、免疫组织化学应用

免疫组织化学是利用抗原抗体的特异性结合反应来检测和定位组织或细胞中的某种化学物质的一种技术，由免疫学和传统的组织化学相结合而形成。免疫组织化学技术具有较高的敏感性和特异性，同时将形态学改变与功能、代谢变化结合起来，在医学基础研究和临床病理诊断中具有较广泛的应用。

四、电子显微镜应用

近年来，随着医学科学的发展，电镜技术已成为研究和诊断肿瘤的重要工具，通过对肿瘤细胞超微结构的研究，常可判断肿瘤的组织来源和分化程度，从而补充了光学显微镜的不足。电镜虽然分辨率高，在观察细胞细微结构上远优于光镜，但由于观察范围较小，在观察肿瘤的组织结构和生长方式，甚至有时在判断良、恶性肿瘤上均有不如光镜之处，因此，必须结合光镜的观察和其他诊断方法才能发挥其有效的作用。

五、组织化学检查应用

组织化学是把组织细胞的染色技术与化学反应相结合，以研究组织细胞化学程度变化的性质并进行定位的方法。

六、荧光显微镜检查应用

应用紫外线照射某种物质时，这些物质受到激发而发出另一种较长的光波，叫作荧光现象。荧光现象有两种，如照射紫外线时就能发出的光叫作第一次荧光现象；有时照射紫外线虽不发光，但如预先供给荧光素时，就能促使发光，叫作第二荧光现象。后者的产生是由于生物组织吸附了荧光物质之故。利用细胞各部分发出荧光的颜色与强弱不同来了解细胞内部结构是荧光显微镜检查的基本原理。

目前荧光显微镜检查主要用于血液病。如各种类型的白血病及肿瘤的检查，镜检时先在涂片标本上加荧光液，以玻片覆盖进行观察，根据细胞核、核仁、胞质发出荧光的颜色、特点与强度来判断细胞的分化程度，对血液病及肿瘤的细胞学诊断有一定帮助。

此外，还应用于肾或皮肤活体组织检查，乳腺性类固醇受体检查等。例如，对肾小球疾病的检查可行肾穿刺，将标本迅速冷冻，切成 3~5 μm 厚的冰冻切片，分别以各种 FITC 荧光素标记抗体（包括 IgG、IgA、IgM、IgE 各种免疫球蛋白抗体），补体系统各种成分，如经典途径激活的 C_1、C_4、C_3、C_5 和旁路途径激活的降解素、B 因子等抗体以及抗纤维蛋白抗体等，进行结合，然后用荧光显微镜观察各种免疫球蛋白、补体和纤维蛋白原在肾小球内沉积的形式和分布情况，并了解补体通过何途径而激活。在皮肤水疱性疾病，红斑性狼疮等有重要诊断价值。在乳腺癌，若雌孕激素受体阳性，表明其为激素依赖性乳腺癌，则用内分泌治疗有较好的效果，并可判断患者有较好预后。

第四节　尸体剖检

尸体剖检是通过对死者的遗体进行病理解剖和后续的病理学观察，对疾病做出全面准确的诊断。尸体剖检对于医学有极其重要的意义。为了使同学们对尸体剖检有一较全面的了解，特在下面将尸检方法作一简要介绍。

一、尸体剖检工作中注意事项

（1）尸体剖检应在死亡后最短期内进行以免组织自溶。一般死亡后 3~6 小时最适宜进行剖检。

（2）在尸检室内态度要严肃、郑重、认真、严禁说笑打闹，对尸体应该尊重。

（3）尸检前应了解病历。

（4）尸检时要保持尸检台、尸体及术者的清洁，不使血液或污水溅于尸检台之外。取心血培养等要严格灭菌手续。尸检完毕后要严密消毒。如剖检传染病尸体时尤应注意消毒。

（5）尸检后要将尸体整型，缝好，擦洗干净。

（6）尸检所取的材料应立即置于固定液（一般用 10% 福尔马林）中保存，用作显微镜检查的材料，则需在清水冲洗之前先切成小块，固定于充足的固定液内。大体脏器于固定时要尽量保持原形。

（7）尸检工作完毕后应立刻将检查所见写出大体检查记录，待镜下检查部分完成后结合病史作出结论。尸检材料及报告一定要按号排列，妥为保存，以备查用。

二、尸体剖检用具

脏器刀、截断刀、解剖刀、脑刀、解剖剪、肠剪、软骨剪、镊子、脊椎锯、板锯、丁字凿、骨膜剥离器、金属锤、血管钳、探针、大三角缝针、缝合线、量筒、勺子、金属米达尺、磅秤、天平、体重秤、切脏器台、带柄铲、酒精灯、橡头吸管、搪瓷盘、手术胶皮手套等。

三、尸体检查方法

（一）外表检查

测量体重、身长，观察其发育、营养及皮肤状态，淋巴结，注意各种尸体现象尸冷、尸僵、尸斑。

（二）体内检查

1. 胸、腹壁切开

切皮的方法，可分为以下两种：

（1）作丁字形切开

横线略向下弯、两端止于锁骨肩胛端附近，竖线起自胸骨柄部附近，沿中线绕过脐部左侧，直到耻骨联合。

（2）作直线切开

自颌下部沿中线绕过脐部左侧，直到耻骨联合。

胸部皮肤连同胸大肌自切线沿胸骨表面，剥离至腋线。腹部则沿切线剪开腹壁。

2. 腹腔检查

腹壁切开后，注意腹壁脂肪及肌肉的状态，观察腹膜状态，观察有无积液。测量肝、脾下缘及横膈高度。观察腹腔内各脏器的位置关系。

3. 胸腔打开及检查

先用软骨刀或解剖刀在肋骨与肋软骨交接部的内侧 1 cm 处，从第二肋向下一一切开，切断肋间肌，将胸骨提起与纵膈组织及膈肌剥离，注意勿损伤大血管，检查胸腔积液情况，然后用小解剖刀切开胸锁关节。

切断第 1 肋骨，即可将胸骨连肋软骨去除，检查胸部器官、胸膜及胸腔有无异常。

心包依心下缘弧度由心尖作弓形剪开。检查心包内有无粘连或积液。

4. 各脏器取出及检查方法

各脏器检查：首先应在体腔内原位进行，然后再顺序取出，依个别情况，可将各脏器联合取出。

（1）心脏血管

切取心脏时，将心提起，用刀或剪将各大静脉及动脉自心包根部截断，取出心脏检查。检查有无肺动脉栓塞时，可在取心脏之前，先切开右心室，剪开肺动脉检查。心脏取出后，注意观察心脏的大小、形状、心外膜，然后切开。

右心切开：

右心房剪开：沿上、下腔静脉入口的连线剪开右心耳。右心室剪开：沿右心室冠状血管后降支与右缘间剪至心尖。肺动脉剪开：再沿室间隔右侧，剪开右心室，剪向肺动脉。

左心切开：

左心房剪开：将 4 个肺静脉开口作 H 形剪开，剪开左心耳。左心室剪开以尖刀沿左心室左缘切至心尖。再沿心室中隔左侧，切开左心室，并剪开主动脉。

检查房、室间隔，心内膜，心肌，瓣膜及房、室腔，测量各瓣口长度及心室肌厚度，检查主动脉、肺动脉及冠状动脉，并测量心脏重量。

（2）气管及肺

将两肺背侧剥离，使之游离，自气管切断，或连同颈部脏器，将两肺一同取出。检查两肺表面，测量重量。① 气管及支气管自前面剪开。② 切肺：先自上、下叶的大支气管内，各插入探针两个，将刀插入各对探针之间，然后向肺之侧面切开。检查肺切面、气管黏膜及肺门淋巴结。若肺内有严重传染性疾患，如广泛的结核病变，则可先从气管内灌入 10% 福尔马林溶液，固定几日后再切开检查。如需马上诊断时，可放在福尔马林液内切开。

（3）小肠及结肠

自十二指肠出后腹膜处夹住后，切断肠管，然后沿肠与肠系膜附着部，将肠与肠系膜分开、直至直肠部，夹住切断。将小肠及大肠取出，再沿其肠系膜附着部剪开肠管，检查肠内容、肠黏膜、肠浆膜。

（4）胆道检查

在肝脏及十二指肠取出之前，先检查胆道，自腹侧面切开十二指肠下行段，露出壶腹，挤压胆囊，观察胆道是否通畅。必要时沿壶腹向上切开胆管，观察胆管内腔及黏膜。

（5）肝及胆囊

剪断肝脏膈面镰状韧带、肝后缘的附着部及肝门部动静脉，将肝及胆囊一同取出；剥离胆囊后，测量肝的重量、大小，观察其被膜、颜色、硬度，再纵切成 3~4 片，观察其切面。

（6）脾

自脾门部切断血管等即可取出。测量重量、大小，检查包膜及硬度，纵切开后观察切面、颜色等。

（7）胃、十二指肠及胰脏

将胃、十二指肠、胰脏与周围组织剥离，自贲门上端切断食管，必要时连同食道一同取出。胃沿大弯剪开，继续剪至十二指肠，检查其内腔、内容及黏膜。胰脏测量其重量、观察切面。

（8）肾脏及肾上腺

切开腰部后腹膜，分开肾周围的脂肪结缔组织，取出肾上腺及肾脏。肾上腺测量其重量，横切数刀，检查其皮质、髓质。切开肾脏时，以手握之，自外面切向肾门，再剪开肾盂、输尿管。检查包膜、切面、皮质、髓质、肾盂、输尿管黏膜及血管。

（9）颈部脏器

剥离颈部皮肤，用刀紧靠下颌骨将口腔底、软腭和咽后壁切断，将颈部脏器或与肺一起取出，检查舌、扁桃体、咽喉、气管、食道、动脉、甲状腺、甲状旁腺。

（10）盆腔脏器

剥离盆腔周围的结缔组织，将膀胱、直肠、前列腺或卵巢、输尿管、子宫等自其下端离断，取出。膀胱自腹侧面尿道部直线剪向膀胱底，直肠自背侧面纵剪开，检查其内脏黏膜。

（11）睾丸及附睾

以小刀自腹股沟管内口插入阴囊扩大通路，将睾丸推入腹腔，断其精索，取出，将睾丸与附睾一起纵切开，观察鞘膜及组织硬度，检查细精管组织。

（12）脑及脊髓

① 切头皮：绕颅顶连接两耳后切开。② 锯颅骨：作环行线，但前后两线在颞窝的下部要成 100°~120°，后线正中会合部要成 120°~150°，以免缝合后活动。

颅骨经锯开后，再用丁字凿凿开，揭去颅骨，环行切开硬脑膜，自大脑镰深处前端切断，拉起硬脑膜，露出大脑半球，然后自脑底切断各对脑神经再剪开小脑幕，再自延髓下方尽低切断，取出大脑、脑干及小脑。检查脑膜、脑脊髓液及血管等，测量脑的重量、前后及左右径，脑于固定后 5~6 日再切开。切时步骤：① 取下脑干及小脑，自中脑部离断。② 将小脑干分开，自小脑脚切断。③ 大脑自前向后作多数额切面（厚 1 cm）。脑干作多个横切面（厚 7~9 mm），小脑作多个与小脑垂直切面，观察各切面的灰质、白质、脑室及血管等。

取脊髓方法：先沿脊柱，背侧正中线，自寰椎部至骶椎部切开皮肤，剥离棘突及两侧的软组织，用脊柱锯沿棘突两旁锯开椎弓，将棘突去除，即可露出脊髓神经根，取出脊髓，切忌挤压或弯曲脊髓。沿前后正中线切开脊髓硬膜，固定后再用刀作多个横切面，检查各段脊髓。

（陈易华）

第五节　临床病理讨论会基本知识

　　临床病理讨论会（Clinical Pathological Conference，CPC），始创于 20 世纪初的美国哈佛大学医学院，其形式为由临床医师和病理医师共同参加，对疑难病或有学术价值的尸检病例的临床表现及其病理检查结果进行综合分析、讨论。其目的在于汲取教训，提高诊治水平，促进医学诊疗科研及教育事业的发展。目前，临床病理讨论会已成为世界各国医疗机构经常开展的一项学术性活动。

　　讨论会前，由临床医师和病理医师，共同按照一定的目的来选择病例。提供讨论的病例，一般应对疾病发生、发展过程有较完整而详细的临床诊疗记录、实验室检查资料和尸检结果。为使讨论比较深入，提前向参加者提供虽经整理却是如实反映情况的病史摘要明确，提出讨论要求，便于临床和病理双方都进行认真、周密的准备。

（一）讨论会的进行程序

　　讨论会通常由较高威望的临床医师来主持，一般按以下程序进行：

1. 临床报告

　　首先由该病例的医师报告病史及其他临床检查资料（包括出示 X 线照片等），并作中心发言来分析症状、体征和鉴别诊断，提出临床诊断意见，对治疗处理，提出建议或评估。然后，由与会临床医师自由发言，提出临床诊断意见，对治疗处理提出不同的诊断意见和质疑。

2. 病理报告

　　由病理医师向与会者报告会前暂时保密的病理检查和病理诊断，出示病理标本（包括放映病理组织学改变的幻灯片等），解释病变与临床表现的关系并分析死因。

3. 临床病理讲座

　　临床病理讨讲座是把讨论会真正引向深入的关键，通常由病理医师根据与会者的提问，对病理检查结果及病变与临床表现的关系作扩展性的说明，并可介绍一些较新的文献资料。与会医师可结合病理发现该病例的临床发现，对该疾病的发生、发展、诊断、鉴别诊断、合理处置等各方面进行深入的讨论。

4. 主持者总结

　　对案例的特征、所讨论问题在临床中的意义应吸取的经验教训等作扼要小结。

（二）讨论会的预期效果

　　通过讨论会常期望获得以下效果：

1. 密切临床病理联系

　　通过对临床和病理检查的讨论，与会者既可了解病例患病的全部临床过程，又可重温与该病有关的病理学知识，使临床表现得到满意的病理解释，还可了解到一些新进展。尤其对于青年医师和实习的医学生，能通过具体病例，对该病的临床和有关基础医学知识获得更好的教学效果。

2. 总结经验教训，提高医疗质量

　　讨论会上临床医师都力求"逻辑思维强、推理严谨，引据有力"地紧密联系病例的实际情况进

行讨论。若临床的分析和诊断与最后的病理诊断相符合，则会使与会者从中学到正确分析病例的方法；反之，也可以通过回顾性地分析、讨论，找出造成误诊的原因，总结经验或汲取有益的教训，以提高医疗诊治水平。

3. 促进学术交流，推动科学研究

临床医师能从不同角度有根据地提出各自的诊断依据，也往往对病理诊断提出质疑甚至异议，因此讨论会又常是学术争鸣的场所。通过讨论常能提出一些值得深入研究的新问题或新线索，促进和推动医学科学的发展。

在病理学教学中，也开展类似临床病理讨论会的教学活动，可促进学生复习所学病理学知识，加深形态学印象，体现病理学的桥梁作用，把病理知识与临床密切结合，培养学生独立思考和分析、解决问题的能力，为养成正确的临床思维方法打下良好的基础。其进行方式是：由教师提供要讨论病例的临床和病理资料，学生在详细阅读这些资料和讨论要求的基础上，将有关资料按系统或器官进行归类，确定病变在何系统，主要累及何器官，哪些病变是原发的，哪些病变是继发的或伴发的等，抓住重点、分清主次地作出临床诊断和病理诊断，进而分析疾病发生过程及各种有关因素的因果关系，找出引起死亡的直接原因。

（陈易华）

>> **课程思政自读素材** ◀◀◀

大医情怀永驻人间

——纪念刘彤华院士

曾经在北京协和医院的病理科，患者经常可以看到一位白发苍苍的八旬老者端坐在显微镜前，一丝不苟地分析病理、出报告、指导学生……

她就是刘彤华院士，一辈子都在与死神争夺患者的病理学泰斗。

刘彤华（1929—2018），江苏无锡人，中国工程院院士，著名医学家、病理学家、医学教育家，北京协和医院病理科教授、研究员。她于2011获得"中国病理事业终身成就奖"，是国内外著名的临床病理学家，65年辛勤耕耘在病理学医教研第一线，对疑难病症的诊断率极高，尤其对淋巴结病理、消化道疾病病理、内分泌病理等病理诊断造诣精深，她的诊断被誉为"全国病理诊断的金标准"。

"既然不能选择临床，那就选与临床离得最近的学科吧！"

20世纪50年代初，医学高级专门人才奇缺，"高级师资训练班"应运而生。按照当时的规定，所有的医学生只能报基础学科。"既然不能选择临床，那就选与临床离得最近的学科吧。"从小立志要做医生的刘彤华选择了介于基础与临床之间的病理学。

1952年，刘彤华从上海来到北京，跟随胡正祥教授做病理学研究。胡正祥说过的一句话——"研究科学的人要沉浸在科学里，里外渗透，不能分心"，让刘彤华铭记了一辈子，坚守了一辈子。

1969年，中国医学科学院实验医学研究所迁往四川简阳，几乎将所有的仪器设备、档案资料，包括尸检档案和尸检大标本全部带走，只给刘彤华留下了几间空荡荡的屋子和两名技术员。

"脱离了母体的婴儿不仅要独立活下去，而且还要活得好。"抱着这样的信念，刘彤华开始了协和医院病理科的建设工作。开创性的工作总是充满了艰辛与挑战。

人手不够，刘彤华就亲自干起技术员的活儿。每天早晨7时，她准时第一个来到医院，把浸蜡

的标本包埋成蜡块，便于技术员上班后切片制片，以节省时间。白天，刘彤华要处理大量的阅片及报告。遇上疑难病例，她晚上还要留下来反复查资料。

20世纪七八十年代，协和医院的尸检例数每年都能达到200例。"刘彤华教授亲自参加每一例尸检。她将这些大体标本和组织蜡块全部编号保存，到八九十年代的时候，制作成了一套包含十多个系统的国内第一份教学幻灯片，全国各地病理科争相索要。"跟随刘彤华30多年的技术员王德田回忆说。

现在，从1916年起的协和全部尸检档案，从1917年起的全部外检档案，一共110多万份，全都完好无损地保存在协和的档案柜里。有人感慨地说，与其说刘彤华保留的是一份档案，不如说保留的是一种学术传统。"在病理诊断中，凡没有百分之百把握的，决不轻易下结论。"

刘彤华签发的任何一个病理报告都有明确的诊断，体现出干练、精准、坚定、果敢的"刘氏"风格。从事病理事业60余年，经刘彤华之手阅过的片子、签发的报告达30万份之多，她却极少发生差错。

1991年，一位来自外地的女孩因发热、耳闷和鼻咽肿块，被当地医院诊断为鼻咽癌。无奈之下，一家人赶到北京求医，可所到之处都说无法排除恶性肿瘤的可能。接下来的一个月内，刘彤华先后3次为该女孩复查病理切片，并明确告知其为重度炎症，只需复查鼻咽部。

2001年元旦，刘彤华收到这位女孩的母亲寄来的贺卡，上面写道："尊敬的刘老师，10年来我女儿复查全部正常，是您为我女儿摘掉了癌症的帽子，使她免受了放疗之苦。"

"在病理诊断中，凡没有百分之百把握的，决不轻易下结论。她这种科学态度至今深深地影响着我。"曾于1962年在协和进修、受过刘彤华指导，现为中国工程院院士的第三军医大学野战外科研究所王正国教授说。"时刻把自己当作一块干海绵，随时准备吸收大量水分。"

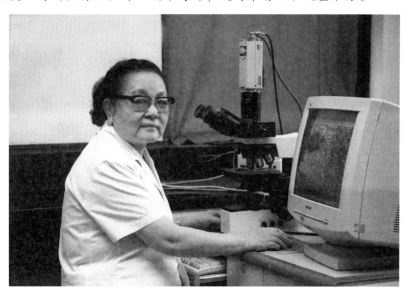

（1995年，刘彤华于科室工作留影 图片来源：北京协和医院）

2004年，一名因骨痛7年伴活动障碍并发现右股骨下端占位的52岁患者在协和接受了手术治疗，术后病理发现增生的纤维组织及异常结晶沉积。由于对该病变不认识，钟定荣请教了刘彤华。第二天，刘彤华把钟定荣叫到办公室，从一个发黄的笔记本里翻出一个"342805"的病理号，说："你把这个病理切片调出来看看，和你这个病变是同一类。"随后，刘彤华又从一叠文稿中抽出一篇交给钟定荣："这是该病例的个案报告，你看完后还给我。接过文章，钟定荣发现，这是一篇由张孝骞教授和刘彤华教授合作完成并于1980年发表在《中华医学杂志》上的个案报道。也就是说，这个病例至少在25年前就已经由刘彤华诊断过了。她居然能如此准确地找出20多年前的一个病理号！

后来的文献查阅更让钟定荣吓了一跳：这个病例居然是由刘彤华诊断的中国首例肿瘤性骨软化。在刘彤华的指导下，钟定荣等将肿瘤性骨软化病例积累到 34 例，并率先在国内描绘了肿瘤性骨软化病例的多种形态。迄今为止，这种病在国际上报道仅 100 余例。

从医 60 余年来，刘彤华院士以前瞻性的眼光、深邃的学术洞察力，始终站在病理学科的学术制高点上，推动中国病理学科发展。

【思政内涵】 医者仁心；科学精神；艰苦奋斗；责任担当。

▶▶ 参考文献 ◀◀◀

[1] 李继承，曾园山. 组织学与胚胎学. 9 版. 北京：人民卫生出版社，2018.

[2] Kumar V，Cotran RS，Robbins SL. Basic Pathology 7th ed. Philadelphia：WB Saunders，2002.

[3] 梁晓俐. 病理学基础与实验技术. 北京：军事医学科学出版社，2004.

[4] 步宏，李一雷. 病理学. 9 版. 北京：人民卫生出版社，2018.

[5] http://news.cyol.com/content/2018-07/12/content_17377255.htm.

第二章

细胞和组织的适应、损伤与修复

▶▶ 学习纲要 ◀◀◀

一、细胞和组织的适应性反应

细胞和由其构成的组织、器官对于内、外环境中的持续性刺激和各种有害因子而产生的非损伤性应答反应，称为适应（adaptation）。在形态学上表现为萎缩、肥大、增生和化生。

（一）萎缩（atrophy）

概念：萎缩是指已发育正常的实质细胞的体积减小或数量减少而导致组织、器官的体积缩小。未发育和发育不全不属于萎缩。

类型：

（1）生理性：见于胸腺青春期萎缩和生殖系统中卵巢、子宫及睾丸的更年期后萎缩等。

（2）病理性：① 营养不良萎缩；② 压迫性萎缩；③ 失用性萎缩；④ 去神经性萎缩；⑤ 内分泌性萎缩；⑥ 老化和损伤性萎缩。

（二）肥大（hypertrophy）

概念：由于功能增加，合成代谢旺盛，使细胞、组织或器官体积增大。
类型：代偿性，内分泌性。

（三）增生（hyperplasia）

概念：细胞有丝分裂活跃而致组织或器官内实质细胞数量增多称为增生，常可导致组织器官的体积增大和功能活跃。

类型：

（1）生理性：内分泌性，代偿性。
（2）病理性：内分泌性，代偿性。

（四）化生（metaplasia）

概念：一种分化成熟的细胞类型被另一种分化成熟的细胞类型所取代的过程。
类型：

（1）鳞状上皮化生：膀胱、肾盂移行上皮→鳞状上皮（鳞状上皮化生可癌变）；支气管、胆囊、子宫颈柱状上皮→鳞状上皮。

（2）腺上皮化生：胃→肠上皮化生（大肠型上皮化生可癌变）。

（3）结缔组织化生：成纤维细胞、间叶细胞→软骨细胞、骨细胞。

二、细胞和组织的损伤

（一）细胞和组织损伤的损伤过程、机制

各种损伤因素→生化代谢改变→组织化学和超微结构改变→光镜改变→肉眼改变。

机制：细胞膜的破坏，活性氧类物质的损伤，细胞质内高游离钙的损伤，缺氧，化学性损伤，遗传变异。

（二）细胞损伤的基本病理过程

细胞核：大小、形状、结构、核内包含物及核仁的改变。

细胞器：内质网、线粒体、高尔基体、溶酶体、细胞骨架的改变。

细胞膜：形态结构、通透性的改变。

（三）各种可逆性损伤（变性）的概念，好发部位（组织、细胞）及其形态学变化

（1）细胞水肿（cellular swelling）：细胞内水和钠的过多积聚。

肉眼：受累器官体积增大，边缘圆钝，包膜紧张，切面外翻，颜色变淡。

镜下：细胞体积增大，胞质疏松、淡染；可因细胞内水肿程度不同而出现颗粒性变（胞质出现模糊不清的细小颗粒），水肿（细胞体积增大，胞质透亮）；重度水肿的细胞呈气球样变（见于病毒性肝炎）。

（2）脂肪变性（fatty degeneration）：甘油三脂蓄积于非脂肪细胞的细胞质中。

好发部位：肝细胞、心肌细胞、肾小管上皮细胞。

肉眼：受累器官体积增大，色变黄，边缘钝，包膜紧张，切面油腻感；心肌脂肪变性→虎斑心。

镜下：HE染色的切片可见在肝细胞内有大小、数量不等的脂滴空泡，胞核被挤至一侧；冰冻切片用苏丹Ⅲ染色为橘红色、大小不等的球性小体。

（3）玻璃样变（hyaline change）：又称透明变性。

① 细胞内玻璃样变：浆细胞中的Russell小体、酒精性肝病时肝细胞内Mallory小体、肾小管上皮细胞中玻璃样小滴。

② 纤维结缔组织玻璃样变：常见于纤维瘢痕组织内。胶原纤维增宽融合，呈均质红染。

③ 细动脉玻璃样变：常见于缓进型高血压。管壁增厚，有红染蛋白性物质沉积，管腔狭窄。

（4）淀粉样变：组织间质中有淀粉样物质沉积。

（5）黏液样变：组织间质中类黏液物质增多。

（6）病理性色素沉着：指有色物质（色素）在细胞内外的异常蓄积，其中包括含铁血黄素、脂褐素、黑色素及胆红素等。

（7）病理性钙化：指骨和牙齿以外的组织中有固体钙盐的沉积，包括转移性钙化和营养不良性钙化（表2-1）。

表 2-1　转移性钙化和营养不良性钙化的区别

营养不良性钙化	转移性钙化
常见	少见
局灶性	全身性或多发性
发生在变性坏死组织	正常泌酸器官（肺、肾、胃）
血钙不升高	血钙升高
无钙、磷代谢障碍	有钙、磷代谢障碍

（四）细胞死亡的概念、类型、形态变化及结局，坏死与凋亡的概念

细胞死亡分两种类型：坏死（necrosis），凋亡（apoptosis）。

坏死：以酶溶性变化为特点的活体内局部组织细胞的死亡。活体内局部组织、细胞的被动死亡。为不可逆性损伤。

凋亡：活体内单个细胞或小团细胞在基因调控下的程序性死亡（主动死亡）。

（五）细胞坏死和凋亡的区别（表 2-2）

表 2-2　细胞坏死和凋亡的区别

	坏　死	凋　亡
病变范围	多为大片细胞	多为单个细胞
细胞核	核固缩，核碎裂，核溶解	核固缩，染色质靠近核膜
细胞膜	完整性破坏	保持完整，核膜不破裂
细胞器	肿胀、崩解	完整，未崩解
溶酶体	破碎，酶溢出	完整，酶不外溢，不引起自溶
凋亡小体	无	有
炎症反应	有	无

（六）坏死的病变

坏死的病变包括细胞核、细胞质、间质的改变。

细胞核：核固缩，核碎裂，核溶解。

细胞质：胞质红染，胞质内碱性核蛋白体减少或消失，与酸性染料结合力增强。

间质：在各种溶解酶的作用下，基质崩解，胶原纤维肿胀、断裂、崩解或液化。

（七）组织坏死的类型

（1）凝固性坏死：常见于心、肾、脾。

（2）液化性坏死：常见于脑、脊髓。如脑软化、化脓、细胞溶解坏死。

（3）纤维素样坏死：常见于风湿病、急进性高血压等某些变态反应性疾病。

（4）干酪样坏死：在结核病时，病灶中富含脂质，坏死区呈黄色，似干燥的奶酪，故名，属彻底的、特殊的凝固性坏死。

（5）脂肪坏死：见于急性出血坏死性胰腺炎、乳房创伤时。

（6）坏疽：干性、湿性、气性坏疽。各型坏疽发生条件、好发部位、形态表现见表 2-3。

表 2-3　各型坏疽的区别

	干　性	湿　性	气　性
发生条件	动脉阻塞，静脉通畅，水分容易蒸发	动脉阻塞，静脉淤血，水分不容易蒸发	深在的开放性创伤、战伤尤其合并厌氧菌感染
好发部位	四肢	肠、胆囊、子宫、肺	肢体
形态表现	组织干燥皱缩	组织肿胀，污黑，恶臭	组织肿胀，蜂窝状，奇臭
边界	清楚	边界不清	边界不清

（八）坏死的结局

（1）溶解吸收：坏死组织较小，由淋巴管、血管吸收或被巨噬细胞吞噬清除。

（2）分离排出：形成糜烂，溃疡，空洞，窦道，瘘管。

（3）机化与包裹。

（4）钙化：属于营养不良性。

三、组织修复的概念、再生与修复

（一）组织修复、再生的概念及类型

概念：组织损伤后由周围的同种细胞增生来修复的过程，称再生；由纤维结缔组织修复，则为纤维性修复。

类型：

（1）生理性再生：完全性再生。

（2）病理性再生：完全性再生，不完全性再生。

（二）各种组织的再生能力与再生过程

（1）不稳定细胞：再生能力强。表皮细胞、呼吸道、消化道和泌尿生殖道的被覆上皮，淋巴及造血细胞，间皮细胞等。

（2）稳定细胞：受到损伤后表现出较强的再生能力。肝、胰腺、涎腺、内分泌腺、汗腺、皮脂腺和肾小管上皮等。

（3）永久性细胞：无再生能力。神经细胞、骨骼肌细胞及心肌细胞。

（三）肉芽组织的概念、成分、病变特征及肉芽组织的作用

概念：由新生的薄壁毛细血管及增生的成纤维细胞构成，并伴有炎细胞浸润，肉眼表现为鲜红色，颗粒状，柔软湿润，形似鲜嫩的肉芽。

作用：

（1）抗感染保护创面。

（2）填补创口及其他组织缺损。

（3）机化或包裹坏死、血栓、炎性渗出物及其他异物。

（四）瘢痕组织的概念、形态及对机体影响

肉芽组织经改建成熟形成的纤维结缔组织，常发生玻璃样变性。

（五）创伤愈合的概念，愈合的基本过程

机体遭受外力作用，皮肤等组织缺损或离断后，引起组织再生修复的愈合过程。包括：伤口早期变化，伤口收缩，肉芽组织增生，瘢痕形成，表皮及其他组织再生。

（六）创伤愈合的类型及特点（表2-4）

表 2-4　创伤愈合的类型及特点

	一期愈合	二期愈合
特点	组织破坏范围小，出血渗出物少，创缘整齐，对合严密，无感染，愈合时间短（1～2周），瘢痕小	组织损伤范围大，创缘不整齐，渗出物多或伴有感染，愈合时间长，瘢痕大
举例	无菌手术切口	感染伤口

（七）骨折愈合的基本过程

血肿形成，纤维性骨痂形成，骨性骨痂形成，骨痂改建或再塑。

（八）影响再生修复的因素

全身因素，局部因素。

▶▶ 实验内容 ◀◀◀

（一）大体标本观察

1. 心肌肥大（hypertrophy of myocardium）

高血压病患者之心脏，体积明显大于正常心脏，重量增加，心肌肥厚，尤以左心室增厚最为显著，厚度超过 1.8 cm（正常为 0.8～1.0 cm），乳头肌增粗（图2-1）。

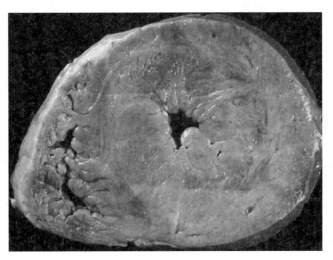

图 2-1　心肌肥大

2. 肾萎缩（atrophy of kidney）

肾盂结石、肾盂积水引起的肾萎缩，外观体积缩小，切面肾盂、肾盏高度扩大，肾实质变薄，可见结石（图2-2）。

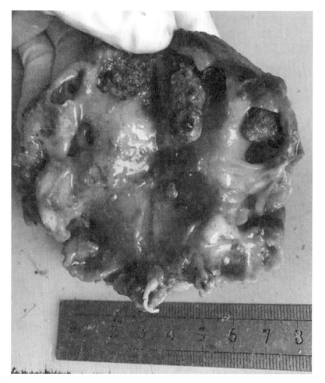

图 2-2　肾萎缩

3. 脑萎缩（atrophy of brain）

大脑标本（带蛛网膜及软脑膜），大脑半球体积缩小，脑回变窄，脑沟变宽、变深，脑皮质变薄（图 2-3）。

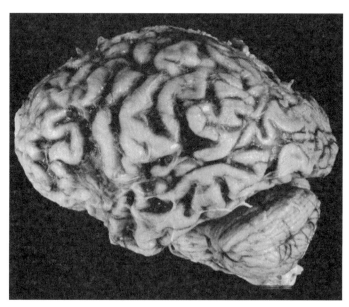

图 2-3　脑萎缩

4. 脾被膜玻璃样变（hyaline degeneration of splenic capsule）

脾脏体积增大（由于慢性淤血），局部被膜明显增厚、呈灰白色。切面显示增厚的被膜坚韧而致密，呈半透明，类似毛玻璃（图 2-4）。

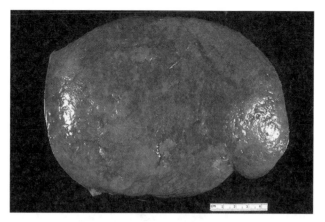

图 2-4 脾被膜玻璃样变

5. 肝脂肪变（fatty degeneration of liver）

肝脏体积增大，被膜紧张，边缘变钝，切面呈土黄色，新鲜时有油腻感，边缘略外翻（图 2-5）。

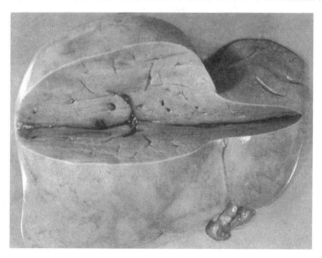

图 2-5 肝脂肪变

6. 肺门淋巴结干酪样坏死（caseous necrosis in hilar lymph nodes）

肺门淋巴结显著增大，切面呈黄色细腻干燥奶酪样（图 2-6）。

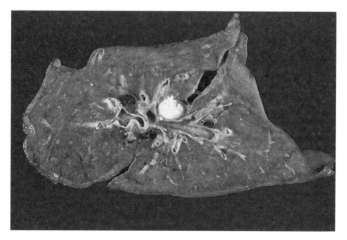

图 2-6 肺门淋巴结干酪样坏死

7. 脑液化性坏死（liquefaction necrosis of the brain）

大脑冠状切面，脑组织发生大片不规则液化、坏死，状似豆渣或破絮样，质软，大部分液化流失（图 2-7）。

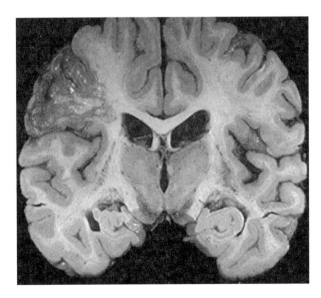

图 2-7　脑液化性坏死

8. 肾凝固性坏死（coagulative necrosis of kidney）

肾脏切面可见一较大的、苍白的锥形区域，尖端指向肾门方向，底朝向肾脏表面。肾切面可见充血明显（图 2-8）。

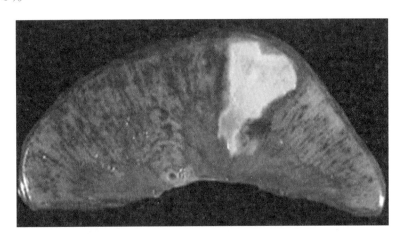

图 2-8　肾凝固性坏死

9. 足干性坏疽（dry gangrene of foot）

坏疽区呈黑褐色，组织干燥，皮肤皱缩，与正常组织界限清楚（图 2-9）。

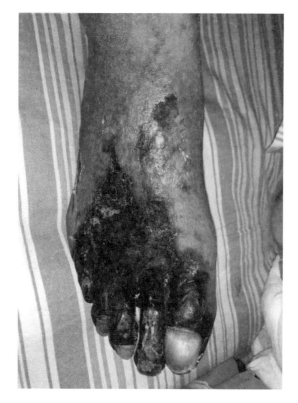

图 2-9　足干性坏疽

10. 肠湿性坏疽（wet gangrene of intestine）

为一段坏疽小肠，肿胀，湿润，污黑，浆膜面可有较多脓性渗出物覆盖，断面肠壁结构分层不清（图 2-10）。

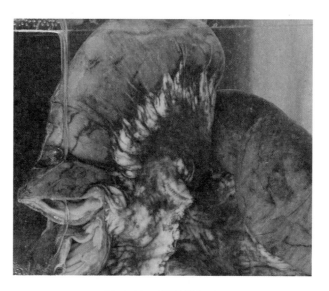

图 2-10　肠湿性坏疽

11. 皮肤瘢痕疙瘩（keloid）

皮肤瘢痕疙瘩，向表面略呈结节状隆起，表面略呈灰红色，切面灰白色，质地坚韧，有纵横交错的灰白色条纹状结构（图 2-11）。

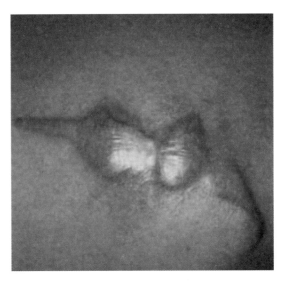

图 2-11　瘢痕疙瘩

（二）切片观察

1. 肝脂肪变（fatty degeneration of the liver）

【肉眼观】　切片为部分肝组织，可见肝小叶轮廓，部分区域染色较红，部分区域则较淡。

【低倍镜】　认识本切片为肝脏。大部分肝细胞内有大小不等的圆形空泡，这是脂变的特点。脂变明显处肝索增粗变宽，排列紊乱，肝窦狭窄，甚至消失。

【高倍镜】　见脂变为圆形边界清楚的空泡，位于胞质内，细胞核可被挤压至细胞的边缘，有的细胞仅见空泡未见细胞核。由于细胞肿大致肝窦变窄，因此小叶结构欠清晰。请思考肝脂变发生的机制及临床表现（图 2-12）。

【观察要点】　肝细胞内可见大小不等的圆形空泡；细胞核受压偏向一侧，胞质减少。

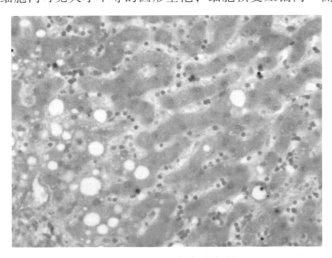

图 2-12　肝细胞脂肪变性

2. 脾被膜透明变（hyaline degeneration of the splenic capsule）

【肉眼观】　取材组织脾边缘区，红染区域为脾组织，边缘为病变组织脾被膜，可见增厚约 2 mm，苍白、半透明。

【低倍镜】　结缔组织（被膜）增厚、半透明状（图 2-13）。

【高倍镜】　被膜之胶原纤维增粗，并互相融合为梁状、带状或片状的均质、红染、无结构的半透明物，呈平行排列，其间的纤维细胞明显减少。

【观察要点】　脾被膜明显增厚；被膜内可见红染均匀无结构的半透明物质，间有少许平行排列的纤维细胞。

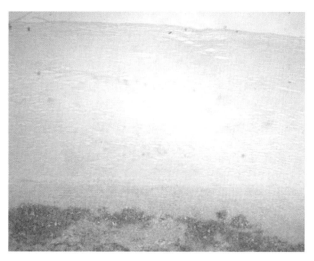

图 2-13　脾被膜透明变性

3. 脾淀粉样变（amyloidosis of spleen）

【肉眼观】　取材组织为带部分被膜的脾组织，脾组织染色呈较均匀的紫蓝色。

【低倍镜】　脾窦明显扩张充血，脾索内可见染成淡红色的均质性物质（淀粉样物质）。

【高倍镜】　在血管壁及间质的网状支架中亦有此种物质存在（图 2-14）。

【观察要点】　脾索内充满淡红色的均质性物质，呈弥漫分布。

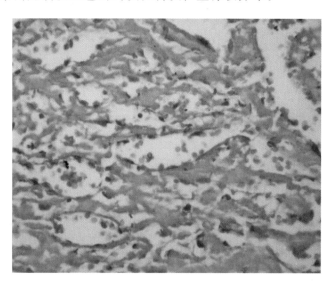

图 2-14　脾淀粉样变性

4. 心肌肥大（hypertrophy of myocardium）

【肉眼观】　为部分心壁组织，较多脂肪浸润的、淡染的间质。

【低倍镜】　心肌纤维明显增粗。

【高倍镜】　心肌细胞体积增大，胞质丰富红染，核大，染色深（图 2-15）。

【观察要点】　心肌纤维肌幅增宽，核大深染，细胞核染色质增多。

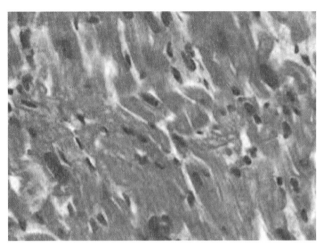

图 2-15　心肌肥大

5. 支气管黏膜上皮鳞化（squamous epithelial metaplasia of bronchus）

【肉眼观】　取材组织为部分支气管管壁、可见表面黏膜和深染的软骨。

【低倍镜】　大部分支气管表面黏膜为鳞状上皮覆盖，小部分为假复层纤毛柱状上皮（图 2-16）。

【高倍镜】　细小支气管黏膜上皮部分脱落，局部区域被鳞状上皮取代；细支气管壁内的小血管扩张充血，并有以淋巴细胞为主的炎细胞浸润。

【观察要点】　假复层纤毛柱状上皮由鳞状上皮取代。

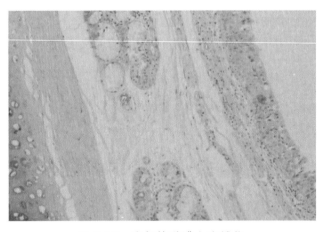

图 2-16　支气管黏膜上皮鳞化

6. 胃黏膜肠化生（intestinal metaplasia of gastric epithelium）

【肉眼观】　部分胃壁组织，表面可见蓝染的黏膜层及其下红染、较薄的黏膜肌层，黏膜下层、肌层、浆膜层均可见。

【低倍镜】　病变区的黏膜萎缩变薄，部分腺体变短小，数目明显减少。

【高倍镜】　黏膜层中主细胞及壁细胞显著减少，固有腺萎缩、减少或消失，腺体中出现了杯状细胞、帕内特（Paneth）细胞和吸收上皮细胞细胞；间质纤维组织增生，有较多的炎细胞浸润及淋巴滤泡形成（图 2-17）。

【观察要点】　胃黏膜固有腺萎缩、减少；出现了杯状细胞或帕内特细胞。间质内有慢性炎细胞浸润。

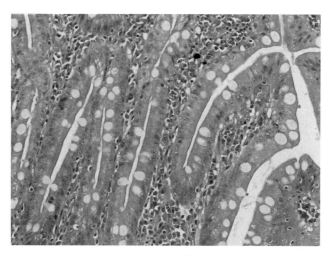

图 2-17 胃黏膜肠化生

7. 淋巴结干酪样坏死（caseous necrosis of the lymphonode）

【肉眼观】 淋巴结中央红染部分为坏死病灶，边缘蓝染区为健存的淋巴组织。

【低倍镜】 切片中大部分组织结构已破坏消失，中央为大片红染无结构的颗粒状物质，外周可见残存的淋巴结结构。（图 2-18）

【高倍镜】 坏死组织中细胞轮廓和组织结构彻底破坏，大部分细胞核溶解消失，仅个别区域尚有散在粉尘样的核碎片及浓染变小的核浓缩。

【观察要点】 彻底的组织坏死，红染，仅存留少许退变的细胞核；周边可见较多上皮样细胞或结核肉芽肿。

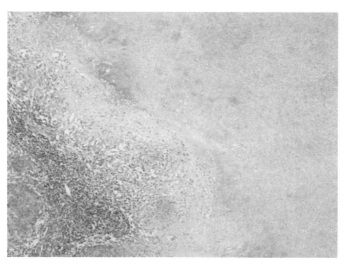

图 2-18 淋巴结干酪样坏死

8. 胃溃疡（gastric ulcer）观察肉芽组织

【肉眼观】 切片中央凹陷处即为溃疡所在，并可见部分正常的胃黏膜，溃疡深达肌层。溃疡周围可见较多裂隙样组织，溃疡下方可见管壁增厚的动脉血管。

【低倍镜】 肉芽组织表面有一层炎性渗出物，其下可见大量新生的毛细血管向表面垂直生长，其间有成纤维细胞。深部的血管较少，成纤维细胞成熟为纤维细胞，并有胶原纤维形成（图 2-19）。

【高倍镜】 见组织中有大量的毛细血管，管壁多为一层内皮细胞，管腔较大；少数毛细血管为实心条索，纵切面的毛细血管的长轴与肉芽组织表面垂直；血管间有较多的胖梭形，核圆形或卵圆形胞质疏松的成纤维细胞；组织中还可见不等量的炎细胞。肉芽组织底部可见致密的瘢痕组织。

【观察要点】　新生的毛细血管；成纤维细胞；炎细胞。

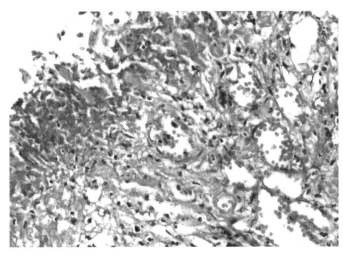

图 2-19　胃溃疡底部肉芽组织

9. 骨折愈合（fracture healing）

【肉眼观】　部分骨性骨痂组织，部分区域可见深染的钙化灶。

【低倍镜】　可见浅染的骨样基质和索状、小片状编织骨形成（图 2-20）。

【高倍镜】　可见部分纤维性骨痂，新生骨小梁，骨小梁排列紊乱，不规则。

【观察要点】　① 可见纤维性骨痂；② 新生骨小梁。

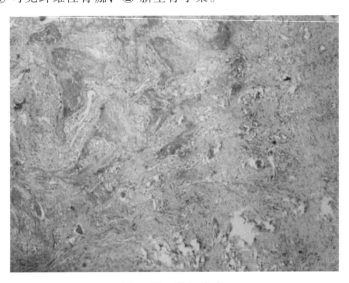

图 2-20　骨折愈合

▶▶ 临床病理讨论 ◀◀◀

某男性患者，21 岁，一周前右侧小腿中段后方被枪弹击伤，枪弹弹头埋在小腿深部肌肉中。当天傍晚因医疗条件限制，未能取出弹头。翌日在当地镇卫生院住院检查，发现右小腿后侧皮肤射入口不大，略成圆形，创口边缘有油垢附着和表皮剥脱，创内出血，未见射出口。从射入口向上、向下小腿皮肤高度红肿、疼痛，与正常皮肤界线不清。当时予以扩创，发现子弹埋在腓骨后方肌肉中，取出弹头后，给予包扎处理，并应用抗生素防止感染。但是几天后，局部创伤恶化，皮肤肿胀更甚，用手触摸有捻发感，皮肤变乌紫色，并且发出恶臭。全身情况很差，心、肝、肾功能均有一定损害。

讨论题：

1. 患者伤肢发生的是什么病变，有哪些依据？分析这些病变的原因和机理。

2. 本例如进一步恶化，可能发生什么后果？

3. 从本例临床处理应该吸取什么教训？

▶▶ 课程思政自读素材 ◀◀◀

华西医院在汶川地震伤员救治过程中防治气性坏疽感染的经验

气性坏疽是由产气荚膜梭状芽孢杆菌引起的一种迅速发展的肌坏死。产气荚膜梭状芽孢杆菌可在组织缺氧缺血的环境中迅速繁殖，形成严重急性感染并产生大量毒素，导致受累肌肉广泛坏死及全身出现明显的感染中毒症状。气性坏疽平时已少见，多见于战伤或地震伤后，5.12汶川大地震后，华西医院共接诊伤员2 702人，其中住院病人1 830人，重伤员1 153人，ICU收治142人，完成各类手术1366台次，收治的伤员中有67例疑似气性坏疽感染，其中有5例被确诊。在救治伤员的过程中，医院将院感管理始终贯穿于救治的每一个环节，采取了多项控制院感措施，未再发生新的气性坏疽感染病例，有效地保证了医疗质量和医护人员的安全。

【思政内涵】 救死扶伤；科学精神；社会责任。

▶▶ 参考资料 ◀◀◀

[1] 李继承，曾园山. 组织学与胚胎学. 9版. 北京：人民卫生出版社，2018.

[2] Kumar V，Abbas AK，Aster JC. Robbins Basic Pathology 10th ed. Philadelphia：WB Saunders，2018.

[3] 陈杰，周桥. 病理学. 3版. 北京：人民卫生出版社，2015.

[4] 步宏，李一雷. 病理学. 9版. 北京：人民卫生出版社，2018.

[5] http://pathol.med.stu.edu.cn/pathol.

[6] http://www.gileshoover.com/blog/dementia-brain-atrophy.

[7] 宋锦平，成翼娟，李继平，等. 汶川地震伤员救治中的医院感染管理[J]. 中国现代护理杂志，2008，14（27）：2873-2874.

[8] 傅海燕，王建设.气性坏疽[J]. 中国循证儿科杂志，2008，3：83-85.

（李娟）

第三章

局部血液循环障碍

一、充血和淤血（hyperemia and congestion）

（一）动脉性充血（充血）

器官或组织内因动脉输入血量的增多而发生的充血。

1. 原　因

（1）生理性充血：进食后的胃肠道黏膜充血；运动时的骨骼肌组织充血。
（2）病理性充血：① 炎症性充血；② 减压后充血。

2. 病　变

体积略大，色鲜红，温度升高。

3. 后　果

一般对机体无重要影响，偶致动脉破裂出血。

（二）静脉性充血（淤血）

器官或组织由于静脉回流受阻，血液淤积于毛细血管和小静脉，导致血量增加。

1. 原　因

（1）静脉受压：如肿瘤、妊娠子宫、绷带过紧、肠扭转、肝硬化等。
（2）静脉腔阻塞：如血栓形成，肿瘤细胞形成瘤栓等。

（3）心力衰竭 ｛ 左心衰竭：肺淤血（如二尖瓣狭窄、心肌梗死等）
右心衰竭：体循环淤血（如肺心病）
全心衰竭：全身淤血

2. 病　变

体积增大，紫红色，体表温度降低。组织内小静脉和毛细血管扩张，充满血液，可伴有水肿。

3. 后　果

（1）淤血性水肿。

（2）淤血性出血（漏出性出血）。

（3）实质细胞变性、死亡、萎缩。

（4）淤血性硬化（间质网状纤维胶原化，纤维组织增生）。

（三）慢性肺淤血

1. 原　因

左心衰竭。

2. 病　变

（1）早期：淤血性肺水肿：肺泡壁毛细血管和小静脉高度扩张淤血，肺泡腔内有少量漏出的水肿液和红细胞，还有巨噬细胞及心力衰竭细胞（左心衰竭时，患者肺内和痰内有含铁血黄素的巨噬细胞）。

（2）晚期：肺褐色硬化。

（四）慢性肝淤血

1. 原　因

右心衰竭。

2. 病　变

（1）晚期：槟榔肝：肝小叶中央静脉及其周围的肝窦扩张淤血，其周围肝细胞变性、萎缩或消失，小叶外围肝细胞出现脂肪变，切面呈红黄相间的网络状条纹，形似槟榔。

（2）长期：淤血性肝硬化。

二、出血（hemorrhage）

血液从血管或心腔逸出。

（一）按出血机制分

（1）破裂性出血：心脏和血管完整性发生改变。原因有创伤、心肌梗死、动脉瘤、室壁瘤和静脉曲张破裂等；炎症、肿瘤的侵蚀。

（2）漏出性出血：毛细血管和毛细血管后静脉通透性增加，血液经扩大的内皮细胞间隙和受损的基底膜漏出血管外。原因有缺氧，毒素，变态反应，维生素 C 缺乏，血小板减少和凝血因子缺乏等。

（二）按出血部位分

（1）内出血：血肿，积血。

（2）外出血：咯血，呕血，便血，尿血，鼻衄，瘀点，紫癜，瘀斑。

出血对机体的影响决定于出血量、出血的速度和出血部位。

三、血栓形成（thrombosis）

在活体的心血管内，血液发生凝固或血液中某些有形成分凝集形成固体质块的过程。所形成的固体质块称为血栓。

（一）血栓形成的条件和机制

（1）心血管内皮细胞的损伤：最重要最常见的原因，胶原暴露是最重要的因素。

（2）血流状态的异常：血流缓慢和涡流形成。

（3）血液凝固性增高：血液中血小板和凝血因子增多。

（二）血栓的类型与形态

（1）白色血栓：静脉血栓的头部；赘生物（心瓣膜上的白色血栓）。镜下由血小板和少量纤维素构成，大体灰白色，与内膜壁黏着紧密。

（2）混合血栓：静脉血栓的体部；心室和动脉的附壁血栓，层状血栓。镜下由淡红色无结构的呈分支状或不规则珊瑚状血小板小梁和充满小梁间纤维蛋白网的红细胞构成，大体红白相间，与血管壁黏连。

（3）红色血栓：静脉血栓的尾部；镜下见纤维蛋白网眼内充满血细胞，大体暗红色，易脱落。

（4）透明血栓（微血栓）：见于微循环内，由嗜酸性同质性的纤维蛋白构成。

（三）血栓的结局

（1）软化、溶解和吸收：纤维蛋白溶解酶激活和白细胞释放溶蛋白酶的作用。软化、溶解的血栓可脱落形成血栓栓子。

（2）机化和再通。

（3）钙化：静脉石、动脉石。

（四）血栓对机体的影响

（1）有利：阻塞裂口和阻止出血，病变管腔内血栓形成可避免大出血。

（2）不利：阻塞血管，栓塞，心瓣膜变形，广泛性出血。

四、栓塞（embolism）

在循环血液中出现的不溶于血液的异常物质，随血流运行阻塞血管腔的现象。阻塞血管的异常物质称为栓子。

（一）栓子的种类

血栓、脂肪滴、气体（空气、氮气）、羊水、瘤细胞团、细菌、寄生虫及虫卵等。最常见的是脱落的血栓节段或碎片。

（二）栓子的运行途径

一般随血流方向运行。

（1）静脉系统和右心栓子——肺动脉。

（2）主动脉系统和左心栓子——全身脏器动脉。

（3）门静脉系统栓子——肝门静脉。

（4）交叉性栓塞——有房间隔或室间隔缺损者。

（5）逆行性栓塞——胸、腹压突然增高。

（三）栓塞的类型及其对机体的影响

1. 血栓栓塞

肺动脉栓塞：栓子 95% 来源于下肢膝以上的深部静脉。

（1）不引起明显后果：较小栓子→肺动脉小分支栓塞→被侧枝循环代偿。

（2）肺出血梗死：较大栓子，栓塞前有严重肺淤血。

（3）肺卒中，猝死：巨大栓子→肺动脉主干或大分支；或较多栓子→广泛栓塞肺动脉分支；死于肺动脉、支气管动脉和冠状动脉广泛痉挛→急性肺动脉高压和右心衰。

体循环动脉栓塞：栓子 80% 来源于左心，可栓塞于全身各处，最常见于脑、肠、肾、脾、下肢，引起梗死。

2. 脂肪栓塞

栓子常见于创伤（长骨骨折、脂肪组织严重挫伤、烧伤、脂肪肝破裂）。

（1）少量栓塞时，脂滴由吞噬细胞吞噬，无症状。

（2）大量直径大于 20 μm 脂滴进入肺内→广泛阻塞肺微血管→肺功能不全。

（3）直径小于 20 μm 脂滴通过肺泡壁毛细血管入左心常引起脑栓塞→点状出血、梗死、脑水肿。

3. 气体栓塞

（1）空气栓塞：外界空气由于胸腔负压进入头颈、胸壁和肺手术或创伤时损伤的静脉内。

① 不引起严重后果：气体量少，溶解于血液内。

② 猝死：空气量多于 100 mL，右心腔充满血气泡，导致循环中断。

③ 肺小动脉栓塞或小气泡通过肺泡壁毛细血管入左心引起动脉系统栓塞，如脑栓塞。

（2）减压病（沉箱病、潜水员病、氮气栓塞）：环境大气压骤然改变引起溶解于血液中的氮气析出而致栓塞。

临床表现：皮下气肿；肌肉和关节的疼痛；股骨头、胫骨和髂骨无菌性坏死；四肢和肠道痉挛性疼痛；引起心、脑、肺和肠缺血和梗死，甚至危及生命。

4. 羊水栓塞

分娩过程中羊水成分进入母体血液循环。

（1）原因：羊膜破裂、早破或胎盘早剥加上胎儿阻塞产道和宫缩强烈致宫内压增高→羊水进入宫壁破裂的静脉窦→肺动脉栓塞。

（2）诊断依据：镜下见肺小动脉和毛细血管内有羊水成分。

（3）后果：产妇突然出现呼吸困难、发绀、抽搐、休克、昏迷甚至死亡。

（4）猝死机制：过敏性休克；动脉机械性阻塞和反射性血管痉挛；DIC。

5. 其他栓塞

（1）肿瘤细胞栓塞：形成转移瘤。

（2）细菌、真菌、寄生虫及虫卵栓塞：感染扩散。

五、梗死（infarction）

器官或局部组织由于血管阻塞、血流停止导致缺氧而发生的坏死。

（一）梗死形成的原因

（1）血栓形成：梗死最常见的原因。
（2）动脉栓塞：脾、肾、肺、脑梗死最常见的原因。
（3）动脉痉挛：常见于发生严重动脉粥样硬化及其并发症的冠状动脉。
（4）血管受压闭塞：肿瘤、肠扭转、卵巢肿瘤扭转。

（二）梗死形成的条件

（1）器官血供特性：肺、肝、前臂、手（有双重血供或有丰富的吻合支）；肾、脾、脑等（动脉吻合支少）。
（2）局部组织对缺血的敏感程度：神经细胞和心肌细胞耐受性低，骨骼肌和纤维结缔组织耐受性最强。

（三）梗死的病变

（1）梗死灶的形状：脾、肾、肺：锥形（切面扇面形或三角形，尖端指向门部，底部为器官的表面）；心脏：地图状；肠：节段形。
（2）梗死质地：心、脾、肾梗死：凝固性坏死；脑梗死：液化性坏死。
（3）梗死颜色：贫血性梗死（白色梗死）：含血少呈灰白；出血性梗死（红色梗死）：含血多呈暗红色。

（四）梗死的类型及其特点（表3-1）

梗死的类型：贫血性梗死，出血性梗死，败血性梗死。

表 3-1　贫血性梗死与出血性梗死的区别

		贫血性梗死	出血性梗死
发生条件	血管	动脉阻塞，静脉无淤血	动脉阻塞，静脉回流受阻，严重淤血
	组织结构	致密	疏松
	侧支循环	不充分	双重血液循环，血供丰富
病理变化	大体改变	锥体形、三角形（脾、肾）地图状（心），周围有炎性暗红色出血充血带；囊腔（脑）	锥体形、三角形（肺）暗红色，出血、充血带不明显
	镜下改变	细胞核消失，组织轮廓存在，炎性充血、出血带明显（凝固性坏死，脑组织为液化性坏死）	结构不清，充满红细胞
	好发部位	肾、脾、心、脑	肺、肠

（五）梗死的结局和对机体的影响

（1）结局——机化、包裹、钙化、液化。

（2）对机体影响：肾梗死——腰痛、血尿；肺梗死——咯血、胸痛；肠梗死——腹痛、血便和腹膜炎；心肌梗死——传导阻滞、心纤维颤动、猝死；脑梗死——与部位和范围有关，严重者猝死；四肢、肺、肠梗死——坏疽。

▶▶ 实验内容 ◀◀◀

（一）标本观察

1. 慢性肝淤血（chronic passive congestion of liver）

肝的表面光滑，包膜紧张，体积较肿大。切面可见均匀而弥漫分布的黑褐色小点（肝小叶的中央区），它的周围呈灰黄色（小叶的边缘区），部分区域的黑褐色小点相互融合，形成红黄相间的条索状结构，极似槟榔（一种中药材）的切面，故称槟榔肝（图3-1）。

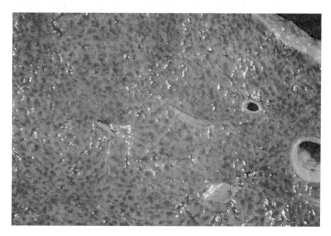

图 3-1 慢性肝淤血

2. 慢性脾淤血（chronic congestion of spleen）

脾脏体积明显增大，包膜增厚，切面见脾组织呈暗红色、灰白色条纹（即脾小梁）增多，并可见散在的铁锈色细小颗粒，脾小体不易看到（图3-2）。

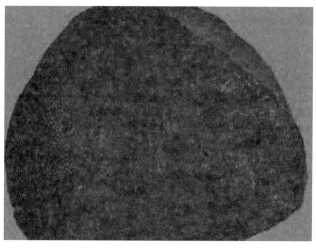

图 3-2 慢性脾淤血

3. 急性肺淤血（acute pulmonary congestion）

肺表面可见胸膜光滑，肺组织饱满呈红褐色，边缘圆钝、质地致密（图3-3），肺组织黑色斑点为炭末沉积所致。切面可见肺泡腔内较多粉红色水肿液。

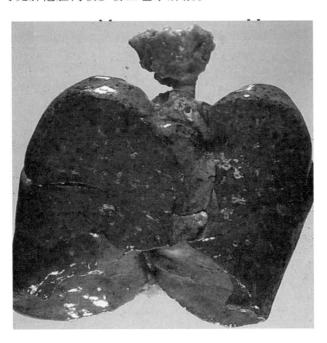

图3-3　急性肺淤血

4. 慢性肺淤血（chronic pulmonary congestion）

见于慢性左心衰，因慢性肺淤血和水肿引起的含铁血黄素沉着和间质纤维化，全肺体积增大，颜色较暗，质地较硬，肺切面呈棕褐色改变（图3-4）。

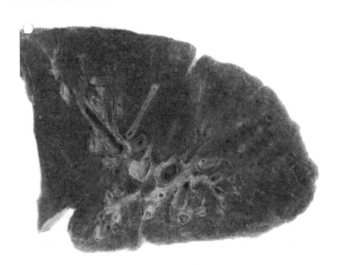

图3-4　慢性肺淤血

5. 脾贫血性梗死（anemic infact of spleen）

脾脏中度肿大。包膜下可见灰白色、略呈扇形病灶，质致密，病灶所在部位表面凹陷。其余部位的脾组织呈现淤血性变化（图3-5）。

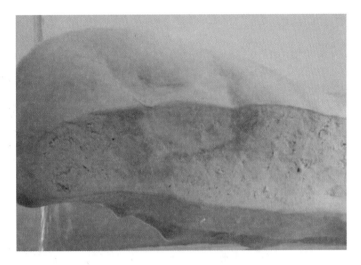

图 3-5　脾贫血性梗死

6. 肠出血性梗死（hemorrhagic infarct of intestine）

肠壁肿胀，暗红色，浆膜面有少量纤维蛋白渗出。与正常肠管分界不清，剖面肠壁黏膜皱襞肿胀、无光泽，部分区域黏膜表层已脱落，部分黏膜皱襞间有灰白色物覆盖（图 3-6）。

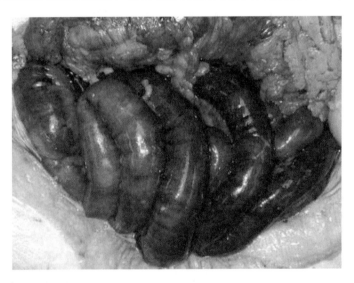

图 3-6　肠出血性梗死

7. 肺出血性梗死（hemorrhagic infarct of lung）

标本为部分肺组织，包膜紧张。切面灰褐色，肺叶边缘处见一处红黑色锥体状梗死灶，质较实（图 3-7）。

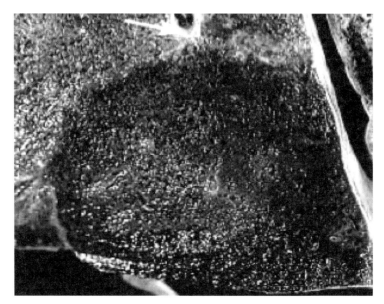

图 3-7　肺出血性梗死

8. 混合血栓（mixed thrombus）

左心室壁内的附壁血栓，呈灰白色与红色相间的条纹（图 3-8）。

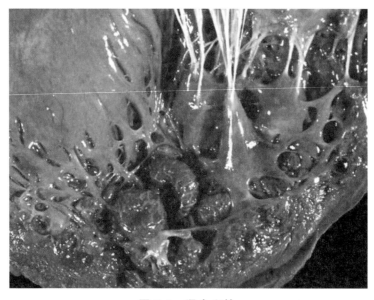

图 3-8　混合血栓

（二）切片观察

1. 慢性肝淤血（chronic congestion of the liver）

【肉眼观】　切片为部分肝组织，其内可见数个裂隙状管腔为肝血管或胆管，部分区域染色较红。

【低倍镜】　可见肝小叶、中央静脉、肝索、肝窦及汇管区（图 3-9）。

【高倍镜】　中央静脉及周围肝窦扩张、充血，近中央静脉的肝细胞萎缩甚至消失，严重者肝小叶淤血区之间相互连接。肝小叶边缘的肝细胞可有水肿和脂肪变性。

【观察要点】　中央静脉及肝窦扩张充血；小叶中央部分肝细胞索离断、萎缩乃至消失，小叶外周肝细胞脂肪变性。

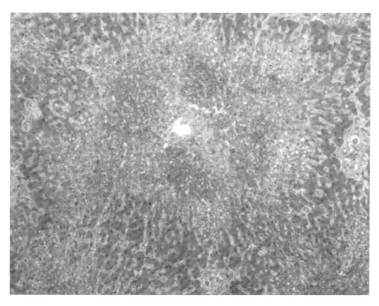

图 3-9 慢性肝淤血

2. 慢性肺淤血（chronic congestion of the lung）

【肉眼观】 取材组织为部分肺组织，呈细网状或蜂窝状。

【低倍镜】 肺泡壁增厚，肺泡壁内毛细血管扩张充血。病变早期见肺泡腔内有大量粉红色均匀液体，是含蛋白的水肿液，也可见少量红细胞。

【高倍镜】 均匀的水肿液和心力衰竭细胞。心力衰竭细胞即含棕褐色含铁血黄素颗粒的巨噬细胞，在肺泡腔内不均匀分布。病变后期可出现纤维结缔组织大量增生（图 3-10）。

【观察要点】 肺泡壁毛细血管扩张充血；肺水肿；肺泡腔中有心衰细胞；长期的慢性肺淤血，肺间质可出现纤维组织增生。

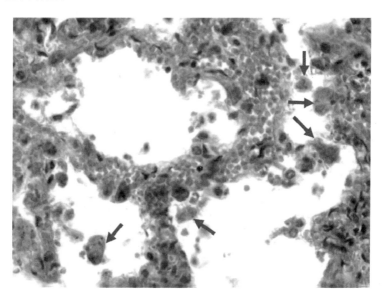

图 3-10 慢性肺淤血（箭头所示为心衰细胞）

3. 脾贫血性梗死（anemic infarct of the spleen）

【肉眼观】 梗死灶为均质红染区，其周围有一淡红色带包绕，带外为紫红色区。

【低倍镜】 大约一半的切片组织呈现许多淋巴细胞和血窦等（为存活的脾组织）；另一半为一片粉染区域，此即梗死的脾组织，这两者截然分界（图 3-11）。

【高倍镜】 脾组织中梗死灶呈一片红染结构，不易见到细胞核或有核残屑。其内可见到原来组织结构的轮廓（如脾小梁、血管残影等）。梗死组织边缘可见成团黄染的丝状结晶——橙色血晶，并有炎症反应，肉芽组织机化，及纤维包裹。其外为正常脾组织。

【观察要点】 脾组织红染，仅剩结构轮廓；边缘可见炎症反应。

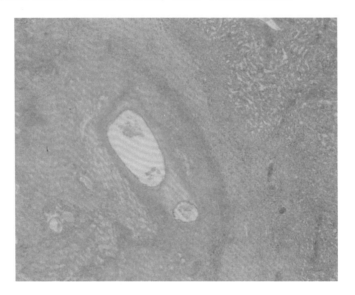

图 3-11 脾贫血性梗死

4. 肠出血性梗死（intestinal hemorrhagic infarct）

【肉眼观】 部分小肠壁，切面较红，结构较松散。

【低倍镜】 见肠壁组织坏死，各层组织结构仍可辨认，黏膜面有绒毛结构，浆膜面较光滑。

【高倍镜】 黏膜层、黏膜下层血管明显扩张，并有广泛出血。肠壁各层有散在中性粒细胞浸润（图 3-12）。

【观察要点】 肠壁组织坏死；黏膜层及黏膜下层有广泛红细胞漏出。

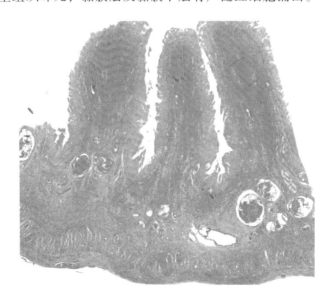

图 3-12 肠出血性梗死

5. 混合型血栓（mixed thrombus）

【肉眼观】　可见较大的静脉，管腔内有红染的血栓物质。

【低倍镜】　血管腔内可见淡红色不规则小梁与暗红色区域交织存在。

【高倍镜】　伊红色无结构的小梁网架由血小板聚集而成。血小板形态较小不规则，其周围胞质透明，略呈淡蓝色，中央有许多蓝紫色颗粒。小梁表面有许多红细胞附着。小梁之间为由纤维素（纤维蛋白）构成的浅红色的细丝状网架，大量红细胞被网罗其中（即血液凝固）。红细胞呈圆盘状，无核，中央染色浅，周边染色深（图 3-13）。

【观察要点】　血小板小梁及网络红细胞的纤维素。

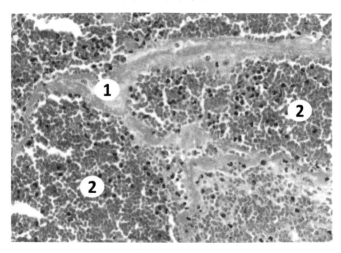

1—血小板小梁；2—红细胞。

图 3-13　混合血栓

▶▶ 临床病理讨论 ◀◀◀

　　李某，女性，因外伤性脾破裂而入院手术治疗。术后卧床休息，一般情况良好。术后第 9 天，右小腿腓肠肌部位有压痛及轻度肿胀。医生考虑为小腿静脉有血栓形成，嘱其安静卧床，暂缓活动。术后第 11 天傍晚，患者自行起床去厕所后，不久突感左侧胸痛并咯血数口，体温不高。次日查房时，胸痛更甚，听诊有明显胸膜摩擦音。X 线检查左肺下叶有范围不大的三角形阴影。

　　患者年初曾因心脏病发作而住院，内科诊断为风湿性心脏病，二尖瓣狭窄。经治疗后，近数月来症状缓解。

　　讨论题：

1. 右小腿静脉血栓形成的可能因素有哪些？

2. 左肺可能为什么病变？与前者有无联系？

3. 描述血栓形态及肺内病变的病理变化。

▶▶课程思政自读素材 ◀◀◀

产妇突发羊水栓塞，全身"换血"多部门协作为生命打擂

　　2019 年 1 月初，成都医学院第一附属医院产科接诊一名突发羊水栓塞产妇。入院时，该产妇意识模糊、出现明显凝血功能障碍等症状，生命危在旦夕。医院立即组织多学科联合快速反应急救团

队，经过长达 7 个小时的紧急抢救，终于成功脱险。在医护团队的精心治疗和护理下，该产妇身体恢复良好。

羊水栓塞是一种妇产科极少见的并发症，也是产科最凶险的并发症，号称产科"头号死神"，发生率是 1/8 000～80 000，即使积极抢救，死亡率也高达 61%～86%。此种危症多在分娩的过程中发生，发病十分急剧，是引起产妇死亡的重要原因之一。

【思政内涵】 救死扶伤；关爱生命；社会责任。

▶▶ 参考资料 ◀◀

[1] 李继承，曾园山. 组织学与胚胎学，第 9 版. 北京：人民卫生出版社，2018.

[2] Kumar V，Abbas AK，Aster JC. Robbins Basic Pathology 10th ed. Philadelphia：WB Saunders，2018.

[3] 陈杰，周桥. 病理学. 3 版. 北京：人民卫生出版社，2015.

[4] 步宏，李一雷. 病理学. 9 版. 北京：人民卫生出版社，2018.

[5] http://pathol.med.stu.edu.cn/pathol.

[6] http://www.gileshoover.com/blog/dementia-brain-atrophy.

[7] http:// http://news.cmc.edu.cn/info/1006/15839.htm.

（李娟）

第四章

炎 症

▶▶ 学习纲要 ◀◀◀

一、炎症的基本概念

（一）炎症的定义

具有血管系统的活体组织对各种损伤因子的刺激所发生的以防御反应为主的基本病理过程，称为炎症。炎症是人类疾病中的一种最常见的病理过程，也是最重要的保护性反应。炎症是损伤、抗损伤和修复三位一体的动态过程。

（二）炎症的原因

凡是能引起组织和细胞损伤的因子都能引起炎症，致炎因子种类繁多，可归纳为以下几类：

（1）物理性因子：高温、低温、机械性创伤、紫外线和放射线等。

（2）化学性因子：

外源性：强酸、强碱、强氧化剂和芥子气等。

内源性：坏死崩解产物，代谢产物如尿素等。

药物和其他生物制剂使用不当也可能引起炎症。

（3）生物性因子：病毒、细菌、立克次体、原虫真菌、螺旋体和寄生虫等生物性因子为炎症最常见的原因。由生物性因子引起的炎症又称为感染。

（4）组织坏死。

（5）变态反应或异常免疫反应。

（6）异物。

（三）炎症的局部表现和全身反应

（1）局部表现：红、肿、热、痛、功能障碍。

（2）炎症的全身反应。

急性期反应：发热、嗜睡、厌食、肌肉蛋白降解加速、补体和凝血因子合成增多、末梢血白细胞数目的改变。

末梢血白细胞改变：

① 细菌感染时，白细胞计数可达 $15 \times 10^9 \sim 20 \times 10^9/L$，若达到 $40 \times 10^9 \sim 100 \times 10^9/L$ 时称为类白血病反应。核左移：指末梢血中白细胞计数增加，而且相对不成熟的杆状核中性粒细胞比例增加。

② 化脓性炎-中性粒细胞增多；肉芽肿性炎-单核巨噬细胞增多；寄生虫感染和过敏反应-嗜酸性粒细胞增多；病毒感染-单核细胞、淋巴细胞增多。

③ 某些细菌（伤寒杆菌）、病毒（流感病毒、肝炎病毒）、立克次体、原虫；严重感染，抵抗力低下时白细胞计数减少。

二、炎症的基本病理变化

（一）变　质

1. 定　义

炎症局部组织发生的变性和坏死称为变质。由致炎因子直接损伤、局部血液循环障碍、免疫机制介导或炎症反应产物的间接作用所致。常见于病变早期，是损伤性过程。

2. 形态变化

实质细胞变质：细胞水肿、脂肪变性、凝固性坏死、液化性坏死。
间质细胞变质：黏液样变性，淀粉样变性，纤维素样坏死。

（二）渗　出

1. 基本概念

炎症局部组织血管内的液体、蛋白质和细胞成分通过血管壁进入组织间隙、体腔、黏膜表面或体表的过程称为渗出。所渗出的液体和细胞总称为渗出物或渗出液，渗出的白细胞称为炎细胞。渗出是炎症最具有特征性的病变和诊断依据。渗出常见于病变的早期，是抗损伤和修复过程，具有重要的防御作用。

2. 渗出液的意义

有利作用：① 稀释毒素，减轻局部损伤；② 带来营养物质，带走代谢产物；③ 含有补体抗体，消灭病原体；④ 纤维素网的形成可限制病原微生物的扩散，有利于细胞吞噬和后期促进纤维修复。
不利影响：① 积液过多的压迫作用；② 纤维素过多可机化黏连。

3. 渗出液与漏出液的区别（表 4-1）

表 4-1　渗出液与漏出液的区别

	渗出液	漏出液
原　因	炎症	非炎症
机　理	血管通透性升高	流体静压升高
蛋白质	> 30 g/L	< 30 g/L
细胞数	通常 > 500×10^6/L	通常 < 500×10^6/L
比　重	> 1.018（多数 > 1.020）	< 1.018
透明度	混浊	清亮
凝固性	能自凝	不自凝

（三）增 生

在致炎因子、组织崩解产物、炎症介质的共同作用下，炎症局部细胞增殖，细胞数量增多。一般发生在炎症后期和慢性炎症，少数为急性炎症（急性肾小球肾炎，伤寒）。

实质细胞的增生：黏膜上皮、腺上皮和肝细胞增生等。

间质细胞的增生：巨噬细胞、内皮细胞和成纤维细胞增生等。

炎症性增生具有限制炎症扩散和修复损伤组织的功能。

三、急性炎症

急性炎症持续时间短，几天到一个月，以渗出性病变为主。渗出性病变的主要环节：血液动力学改变→血管通透性增高→炎症性渗出。

液体渗出机理：血管扩张和血流加速引起内流体静水压升高和血浆超滤，组织胶体渗透压升高，血管通透性增加。

（一）急性炎症过程中血流动力学改变

致炎因素→神经感受器→细小动脉痉挛，短暂收缩→动脉性充血，血管扩张血流加速（神经因素：轴突反射，血管运动神经兴奋所致）→静脉性充血，血流缓慢、停滞（体液因素：炎症介质，代谢产物的作用）→通透性增加→液体渗出。

（二）血管通透性增加

1. 机 制

血管内皮细胞收缩，间隙变宽；内皮细胞骨架重构；内皮细胞穿胞作用增强；直接损伤内皮细胞；白细胞介导的内皮细胞损伤；新生毛细血管壁的高通透性。

2. 病 变

炎性水肿：由于血管通透性增加，富含蛋白质的液体渗出到血管外，聚集于组织间隙；炎性积液：渗出液聚集于浆膜腔，称为浆膜腔积液。

（三）白细胞渗出和吞噬作用

1. 白细胞的渗出过程

白细胞边集→黏附→游出→趋化作用。

2. 趋化作用与趋化因子

白细胞游出后沿浓度梯度向着化学刺激物作定向移动称趋化作用。能够引起白细胞定向游走的化学刺激物称为趋化因子或趋化物质。

趋化因子具有特异性，分为外源性（细菌产物）和内源性（补体成分、白细胞三烯、细胞因子）两大类。趋化因子是通过靶细胞表面的特异性受体引起白细胞位移的。

3. 白细胞在局部的作用

（1）炎细胞浸润。

定义：渗出到血管外的白细胞（炎细胞）在趋化物质作用下进入组织间隙。炎细胞浸润是炎症反应的重要形态特征。

（2）炎细胞的类型、来源、形态、作用及意义（见表4-2）。

（3）白细胞的作用：吞噬作用，免疫作用，损伤作用。

① 吞噬作用：吞噬细胞：中性粒细胞（小吞噬细胞）；巨噬细胞（大吞噬细胞）。

吞噬过程：识别和附着→吞入→杀伤和降解。

② 免疫作用：抗原→机体→巨噬细胞处理→将抗原递呈给 T 和 B 细胞→活化后分别产生淋巴因子和抗体→杀伤病原微生物。

③ 损伤作用：中性粒细胞释放溶酶体酶、活性氧自由基、前列腺素等，引起内皮细胞和组织损伤，加重原始致炎因子的损伤作用。

表 4-2　炎细胞的类型、来源、形态、作用及意义

类型	来源	形态	作用	意义
中性粒细胞	血液	圆形，直径 10～12 μm，胞质弱嗜酸性，核呈分叶状（2～5 叶），嗜碱性	吞噬作用，死亡后释放溶解酶	急性或早期炎症，细菌感染，化脓性炎
单核巨噬细胞	血液，局部组织	圆或卵圆形，14～20 μm，胞质弱嗜酸性，核呈肾形，卵圆形，居中或偏位，嗜碱性	吞噬作用免疫反应	急性炎症后期，慢性炎症，肉芽肿性炎
嗜酸性粒细胞	血液	圆形，10～15 μm，胞质内含多量粗大嗜酸性颗粒，核分叶状，多为 2 叶，居中，嗜碱性	有较弱的吞噬功能	某些变态反应性疾病，寄生虫感染
淋巴细胞	血液局部组织	圆形，6～9 μm，胞质弱嗜碱性，量少，核圆形嗜碱性，染色质集结成块状	免疫反应	慢性炎症，病毒感染，特殊性炎症
浆细胞	由 B 细胞转化而来	卵圆形，胞质嗜碱性，核圆形，常偏于一侧，周围有空晕，染色质紧靠核膜呈辐射状	免疫反应，产生抗体	慢性炎症

（4）白细胞功能缺陷。

① 黏附缺陷：反复细菌感染和创伤愈合不良。

② 吞噬溶酶体形成障碍：严重的免疫缺陷和反复细菌感染。

③ 杀菌活性障碍：慢性肉芽肿性疾病。

④ 骨髓白细胞生成障碍：造成白细胞数目障碍。

（四）炎症介质的定义、来源、分类与作用

（1）炎症介质：一组参与和介导炎症反应的化学因子。

（2）炎症介质的来源、分类、作用比较（见表4-3）。

表 4-3　炎症介质的来源、分类、作用

来源		分类	血管扩张	通透性升高	趋化作用	致痛作用	组织坏死	发热
体液	凝血系统	纤维蛋白多肽		+	+			
	纤溶系统	纤维蛋白溶酶		+	+			
	激肽系统	激肽、缓激肽	+	+		+		
	补体系统	活化补体片断	+	+	+		+	
细胞	肥大细胞，血小板，嗜碱性粒细胞	组胺，5-羟色胺	+	+	+			
	各种组织的细胞	前列腺素（PG）	+	+	+	+		+
	白细胞	氧自由基，溶酶体酶		+	+		+	
	淋巴细胞单核细胞	细胞因子（IL-1，TNF 等）	+					+
	嗜碱性粒细胞等	血小板激活因子（PAF）	+					

（五）急性炎症的类型及其病理变化

1. 浆液性炎

以浆液渗出为主，含有蛋白质及少量中性粒细胞和纤维素，发生于疏松结缔组织、皮肤、黏膜和浆膜。举例：皮肤——水疱（烧伤、烫伤）。

浆膜：胸腔积液（渗出性结核性胸膜炎）。软组织：炎性水肿（毒蛇咬伤；急性喉炎）。

黏膜：浆液性卡他（感冒早期）。

2. 纤维素炎

以渗出物中含有大量纤维蛋白原为特征，纤维蛋白原在溶解酶的作用下，转化为纤维素，交织成网状，间隙中有中性粒细胞、坏死组织碎屑。多发生于黏膜、浆膜、肺组织。

举例：

（1）伪膜性炎：黏膜的纤维素性炎如白喉和急性细菌性痢疾。伪膜：覆盖于黏膜表面由纤维素、白细胞、脱落的上皮细胞、坏死组织构成的灰白色膜状物。

（2）浆膜：胸膜、腹膜、心包膜（绒毛心）。

（3）肺：大叶性肺炎。

3. 化脓性炎症

以中性粒细胞大量渗出为主，常伴有不同程度组织坏死和脓液形成为特征称为化脓性炎。

相关名词：脓液，脓细胞，表面化脓，积脓，蜂窝织炎，脓肿，疖，痈。

化脓性炎症常见类型：脓肿；蜂窝织炎；表面化脓和积脓。

① 表面化脓：发生在浆膜或黏膜组织的化脓性炎。发生于黏膜的化脓性炎又称为脓性卡他性炎，中性粒细胞主要向表面渗出，深部组织没有明显的炎细胞浸润，如化脓性支气管炎、尿道炎。积脓：脓液积聚在浆膜腔、心包腔、胆囊、输卵管等部位。

② 脓肿与蜂窝织炎的区别（见表 4-4）。

表 4-4　脓肿与蜂窝织炎的区别

	脓肿	蜂窝织炎
好发组织	皮下（疖，痈）和内脏（肝、肺，脑，肾等）	皮肤、肌肉、阑尾
病变特点	局限性化脓性炎、形成脓腔、脓肿壁（炎性肉芽），界较清	疏松组织中发生的弥漫性化脓性炎
主要病菌	金黄色葡萄球菌	溶血性链球菌
机制	毒素作用 血浆凝固酶作用	透明质酶降解基质的透明质酸，链激酶溶解纤维素
结局	包裹机化，排出形成溃疡、窦道、瘘管，或经久不愈	可完全愈合，全身症状明显，易经组织间隙、淋巴管扩散

4. 出血性炎

不是独立的类型。任何炎症病灶内由于血管壁损伤较重，红细胞大量漏出，导致渗出物中含有大量红细胞时，称为出血性炎，常见于烈性传染病（如流行性出血热、钩端螺旋体病、鼠疫）常与其他类型炎症混合出现。

（六）急性炎症的结局

大多数急性炎症能够痊愈，少数迁延为慢性炎症，极少数可蔓延扩散到全身。

（1）痊愈：炎症消退→溶解吸收→完全痊愈；纤维性修复→肉芽组织→瘢痕→不完全痊愈。

（2）迁延不愈，转为慢性炎症。

（3）蔓延播散：

① 局部蔓延：沿组织间隙、自然管道播散；相关概念：糜烂、溃疡、瘘管、窦道、空洞。

② 淋巴道播散：淋巴管炎，淋巴结炎。

③ 血道播散（见表 4-5）。

表 4-5　各型血道播散的区别

血道扩散	菌血症	毒血症	败血症	脓毒败血症
细菌培养	+	−	+	+
中毒症状	−	+	+	+
实质细胞损伤	−	+	+	+
皮肤黏膜出血	−	−	+	+
多发性脓肿	−	−	−	+

（七）急性炎症的病理类型（见表 4-6）

表 4-6　急性炎症的病理类型

部位＼类型	浆液性炎	纤维素性炎	化脓性炎	出血性炎
疏松组织	炎性水肿	大叶性肺炎	蜂窝织炎	血肿
皮肤	水疱		疖、痈、脓肿	
体腔	炎性积液	绒毛心	积脓	积血
黏膜	浆液卡他	假膜性炎	表面化脓	

四、慢性炎症

（一）一般慢性炎的病理变化特点

（1）炎症灶内炎细胞浸润主要为淋巴细胞、浆细胞和单核细胞。

（2）主要由炎症细胞引起的组织破坏。

（3）常有明显的纤维结缔组织、血管以及上皮细胞、腺体和实质细胞的增生。

① 炎性息肉（黏膜）：由于致炎因子的长期刺激，局部黏膜上皮和腺体过度增生而形成的向表面突出、根部有蒂的肿物。

② 炎症假瘤（肺及眼眶）：局部组织炎性增生所形成的境界清楚的肿瘤样肿块，需与肿瘤鉴别。常见于肺，成分复杂，肺泡上皮细胞、血管内皮细胞、巨噬细胞、淋巴细胞、浆细胞、成纤维细胞，含铁血黄素等；或眼眶，淋巴细胞、浆细胞、成纤维细胞等增生。

（二）慢性肉芽肿性炎

（1）肉芽肿性炎：以炎症局部巨噬细胞及其衍生细胞增生形成境界清楚的结节状病灶(即肉芽肿)为特征，是一种特殊类型的慢性炎症。

（2）常见原因：细菌感染；螺旋体感染；真菌和寄生虫感染；异物；不明原因。

（3）类型及组成：

① 感染性肉芽肿：有独特的形态特征，如结核性肉芽肿，典型者中心为干酪样坏死，周围为上皮样细胞和朗格汉斯巨细胞，外围是淋巴细胞和纤维组织。

② 异物性肉芽肿：异物、上皮样细胞，异物多核巨细胞，成纤维细胞。

▷▷实验内容◁◁◁

（一）标本观察

1. 假膜性炎（白喉）（pseudomembranous inflammation）（diphtheria）

气管及支气管由背侧剪开，黏膜面自咽喉部沿气管、支气管表面覆有一层灰白色膜状渗出物，即假膜。会厌及喉部之假膜附着紧密（固膜），气管及支气管中假膜大部分剥离或脱落（图 4-1）。

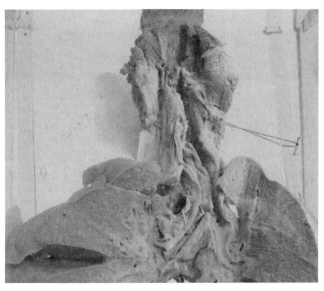

图 4-1　假膜性炎（白喉）

2. 急性蜂窝织性阑尾炎（acute phlegmonous appendicitis）

阑尾肿胀增粗，表面有灰黄色脓性渗出物覆盖。切面可见阑尾全层充血、水肿，黏膜部分区域坏死、脱落（图 4-2）。

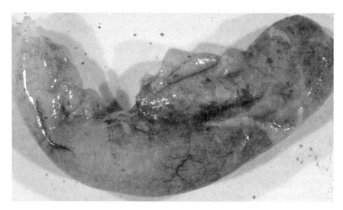

图 4-2　急性蜂窝织性阑尾炎

3. 脑脓肿（cerebral abscess）

脑冠状切面，左侧顶叶下实质内可见一较大圆形脓腔（箭头所示），内附少量黄色稠厚脓液，外周胶质纤维包裹（脓肿壁），边界清楚，脑组织明显向对侧（右侧）移位，脓肿周围脑组织及侧脑室可见不同程度的受压萎缩（图 4-3）。

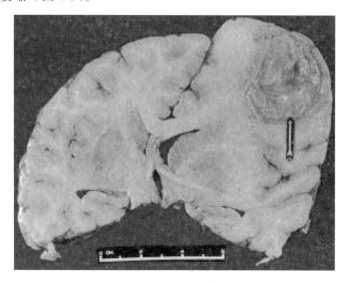

图 4-3　脑脓肿

4. 肺脓肿（pulmonary abscess）

肺内见一较大化脓灶，边界清楚，病灶内脓液已排出，仅剩圆形的脓腔，边缘不规则，有少量脓液附着，其余肺组织因充血呈暗红色（图 4-4）。

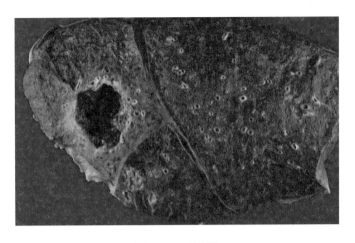

图 4-4 肺脓肿

5. 肠炎性息肉（inflammatory polyp of intestine）

肠壁增厚，局部黏膜组织增生形成直径约 4 cm 的灰红色肿物（图 4-5）。

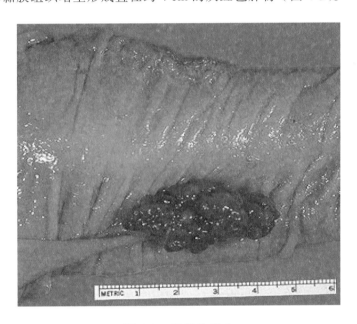

图 4-5 肠炎性息肉

6. 胃溃疡（gastric ulcer）

胃小弯处见一椭圆形凹陷缺损，边缘整齐，底部平坦。切面见肌层破坏，代以大量灰白色瘢痕组织（图 4-6）。

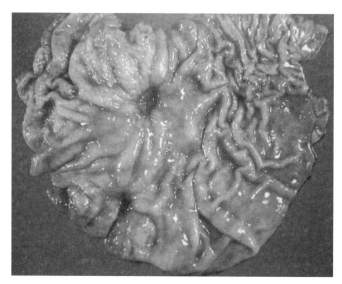

图 4-6　胃溃疡

7. 慢性胆囊炎（chronic cholecystitis）胆结石

标本为剖开的胆囊，壁明显增厚，黏膜皱襞粗糙。胆囊腔内有一个 2.3 cm×1.5 cm 大小的结石（图 4-7）。

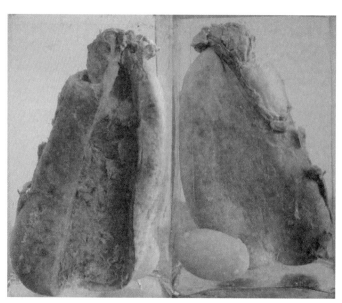

图 4-7　慢性胆囊炎胆结石

8. 肺炎性假瘤（inflammatory pseudotumor of lung）

标本为部分肺组织，切面见一直径约 6 cm 大小灰白色类圆形结节，境界清楚（图 4-8）。

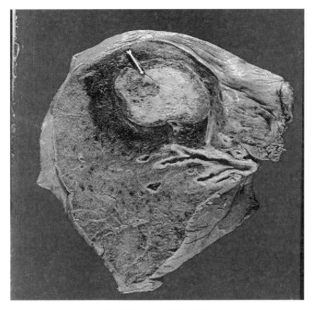

图 4-8　肺炎性假瘤

（二）切片观察

1. 肾脓肿（abscess of kidney）

【肉眼观】　取材组织为部分肾组织，可见肾皮质、髓质，在髓质部有多数大小不一，境界清楚的蓝色区。

【低倍镜】　肾组织中可见数个散在的中央呈紫蓝色的、境界清楚的炎症性区域，周围肾组织充血，较多炎细胞浸润（图 4-9）。

【高倍镜】　病变中央见扩张的肾微血管内有干燥、皱缩的紫蓝色细菌团块（即菌栓）。周围肾组织发生凝固性坏死、外围有较多中性粒细胞浸润、毛细血管充血扩张。

【观察要点】　① 病变中心为含菌栓的肾微血管；② 周围为凝固性坏死的肾组织，其外为大量浸润的中性粒细胞及炎症充血带。

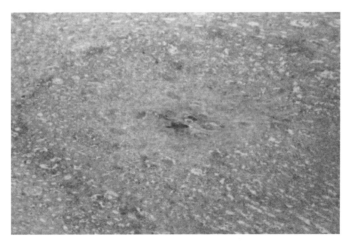

图 4-9　肾脓肿

2. 急性蜂窝织性阑尾炎（acute phlegmonous appendicitis）

【肉眼观】　切片为阑尾的横切面，大体观中间空白、裂隙为管腔，内层蓝色部分是黏膜层，周围红染部分包括黏膜下层、肌层和浆膜。

【低倍镜】 阑尾各层内有弥漫的炎细胞浸润，腔内有炎性渗出及坏死脱落的黏膜上皮，浆膜面附有炎性渗出物，血管明显扩张充血（图 4-10）。

【高倍镜】 各层弥漫浸润的细胞为中性粒细胞，浆膜面渗出物由纤维素和中性粒细胞组成（图 4-11）。

【观察要点】 阑尾壁各层有大量的中性粒细胞弥漫浸润。

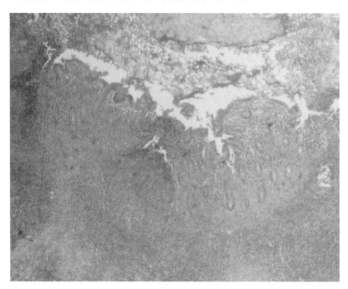

图 4-10　急性蜂窝组织性阑尾炎

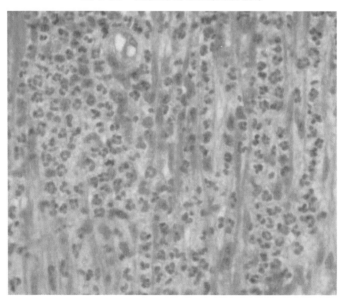

图 4-11　急性蜂窝组织性阑尾炎

3. 纤维素性心包炎（fibrinous pericarditis）

【肉眼观】 取材组织为部分心肌、其外可见红染、丝状的纤维蛋白渗出。

【低倍镜】 可见心肌外膜发生明显的充血水肿，炎细胞渗出，表面有大量丝状、层状、团状纤维素渗出。

【高倍镜】 心外膜结缔组织充血水肿，有淋巴细胞，浆细胞、巨噬细胞等浸润。渗出物由红染网状的纤维素及其网眼内的中性粒细胞，以及脱落的间皮细胞等组成（图 4-12）。

【观察要点】 心外膜表面覆盖纤维素（纤维蛋白）性炎性渗出物，内含少量炎细胞及脱落的间皮细胞。

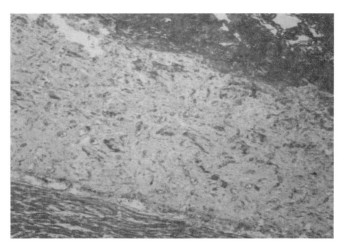

图 4-12 纤维素性心包炎

4. 各类炎细胞（inflammatory cells）

【肉眼观】 取材组织为边界清楚的炎性息肉（鼻）。

【低倍镜】 ［图 4-13（a）］表面为黏膜上皮（假复层纤毛柱状上皮），下方黏膜下层淡染、黏液样变性。

【高倍镜】 ［图 4-13（b）］

中性粒细胞：呈球形，具有分叶状细胞核，核浆淡红色，内含中性颗粒。

单核巨噬细胞：圆形或椭圆形，大小不一，胞质丰富，有空泡，常含有吞噬物。

淋巴细胞与浆细胞：淋巴细胞椭圆形，染色质浓密染成块状，着色很深，胞质极少，似狭窄的环，光镜下几乎看不到。浆细胞体积稍大，椭圆或卵圆形，偏位，染色质凝集成块状，贴近核膜形成车轮状分布，无核仁，胞质丰富，呈伊红色或双色性，核周有半圆形的淡染区，称"核周晕"。

嗜酸性粒细胞：比中性粒细胞大，核一般为 2 叶，胞质内含有粗大红色颗粒。

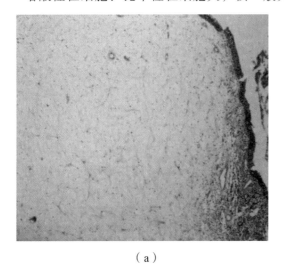

（a）

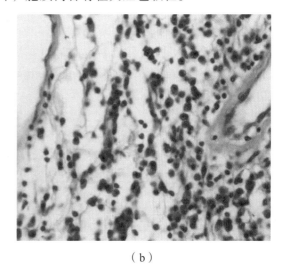

（b）

图 4-13 炎性息肉

5. 异物性肉芽肿（foreign body granuloma）

【**肉眼观**】　为部分肝组织，可见散在针尖大小的深染区。

【**低倍镜**】　可见结节中央为短梭形或近似椭圆形的紫蓝病灶，境界清晰的血吸虫卵，周围主要由多核巨细胞、单核巨噬细胞等成分构成，为略呈结节状的病变。

【**高倍镜**】　病变主要由单核巨噬细胞演化的上皮样细胞构成，散在分布较多的异物多核巨细胞（体积巨大，多个细胞核散在于细胞内，部分细胞内巨噬细胞有异物），可见多少不等的淋巴细胞、少量嗜酸性粒细胞；边缘区域可见纤维组织增生。部分虫卵周围可见坏死区（图 4-14）。

【**观察要点**】　异物；上皮样细胞；异物巨细胞；少量嗜酸性粒细胞及多少不等的淋巴细胞。

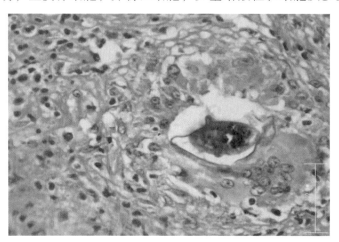

图 4-14　异物性肉芽肿

▶▶ 临床病理讨论 ◀◀◀

田某，男，9 岁。2 周前面部长出一疖肿，肿胀疼痛，数天后被其母用针扎破并挤出脓性血液。两天后发生寒战、高热、头痛、呕吐，经治疗未见好转，且病情加重，昏迷抽搐而入院。检查：营养不良，发育较差，神志不清，T39 ℃，P140/分，R35 次/分，面部有一 2 cm×3 cm 的红肿区，略有波动感。化验：白细胞总数：$22×10^9/L$，中性粒细胞：0.87。血培养金黄色葡萄球菌阳性。入院经抢救无效死亡。

尸检摘要：

发育、营养差，面部有一 2 cm×3 cm 的肿胀区，切开有脓血流出。颅腔：大脑左额区有大量灰黄色脓液填充，脑组织坏死，有 4 cm×4 cm×4.5 cm 的脓肿形成。切片观察：脑组织坏死，大量中性粒细胞浸润，并见肉芽组织。

讨论题：

1. 根据资料对本病进行诊断。

2. 病人脑部病变是如何造成的？

3. 从本病中应吸取什么教训？

▶▶课程思政自读素材◀◀◀

新冠肺炎死者遗体的病理解剖

尸体解剖工作被认为是疫情防控的重要环节，是查明死亡原因、分析发病机理、追溯病源的金标准。2021年2月16日，刘良教授带领的病理学团队在武汉市金银潭医院完成了世界首例新冠肺炎死者遗体的病理解剖。解剖发现死者肺部损伤明显，肺肉眼观呈斑片状，可见灰白色病灶及暗红色出血，切面可见大量黏稠的分泌物从肺泡内溢出，提示新冠病毒主要引起深部气道和肺泡损伤为特征的炎性反应。这份尸解报告提供了直观的病变情况，为临床治疗方案的调整提供依据。

在疫情面前，刘良教授等怀着博学博爱、尊重科学的理念，勇挑时代责任，用实际行动践行医者仁心精神，为我国乃至全世界新冠肺炎的治疗提供了治疗依据。

【思政内涵】 医者仁心；科学精神；责任担当。

▶▶ 参考资料 ◀◀◀

[1] 成令忠. 现代组织学. 上海：上海科学技术文献出版社，2003.

[2] 邹仲之. 组织学与胚胎学（卫生部规划教材）. 7版. 北京：人民卫生出版社，2008.

[3] Kumar V，Cotran RS，Robbins SL. Basic Pathology 7th ed. Philadelphia：WB Saunders，2002.

[4] 李甘地，来茂德. 病理学（全国高等医药院校教材供七年制临床医学等专业使用）. 北京：人民卫生出版社，2001.

[5] 刘彤华. 诊断病理学. 北京：人民卫生出版社，1994.

[6] https://m.thepaper.cn/baijiahao_6235989.

（张录顺）

第五章

肿　瘤

▶▶ 学习纲要 ◀◀◀

一、肿瘤（neoplasm）的基本概念

（一）肿瘤的定义

肿瘤是机体在各种致瘤因素的作用下局部组织的细胞在基因水平上失去对其生长的正常调控、导致克隆性异常增生而形成的新生物。这种新生物常形成局部肿块。

（二）我国常见的十大恶性肿瘤

按死亡率排列依次为肺癌、肝癌、胃癌、食管癌、结直肠癌、白血病及淋巴瘤、子宫颈癌、鼻咽癌、乳腺癌。

（三）肿瘤性增生与非肿瘤性增生的区别（见表 5-1）

表 5-1　肿瘤性增生与非肿瘤性增生的区别

	肿瘤性增生	非肿瘤性增生
增生性质	单克隆性，过度增生（无休止性）	多克隆性，消除原因可停止增生
分化程度	不同程度失去分化成熟能力（不成熟性）	分化成熟，与正常组织相似
与机体关系	自主性，失去控制，不协调，消除原因仍继续生长	增生受到控制，协调

二、肿瘤的形态

（一）肿瘤的大体形态

1. 肿瘤的数目和大小

肿瘤的大小、数目不一，通常一个，也可多个。小者仅在显微镜下能发现，如原位癌、大者达数千克至数十千克。良性肿瘤：生长缓慢，生长时间较长，体积较大。恶性肿瘤：生长迅速，短期内即形成肿块。

2. 肿瘤的形状

多种多样：有乳头状、菜花状、绒毛状、蕈状、息肉状、结节状、分叶状、浸润性包块状、弥漫肥厚状、溃疡状和囊状。

3. 肿瘤的颜色

一般是灰白色或灰红色，与肿瘤的组织来源有关：血管瘤——红色；脂肪瘤——黄色；软骨瘤——浅蓝色；绿色瘤——绿色；黑痣或恶性黑色素瘤——黑色。与继发性变化也有关：继发出血——红色；继发坏死——灰黄色。

4. 肿瘤的硬度

与肿瘤的组织来源有关：骨瘤——质硬；脂肪瘤——质软。

与实质与间质的比例有关：实质＞间质——质软；实质＜间质——质硬。

与继发性变化有关：坏死——变软；钙化或骨化——质硬。

（二）肿瘤的组织形态

肿瘤一般由实质和间质两部分组成。

1. 实　质

肿瘤细胞，决定了肿瘤的组织来源、分类、命名、组织学诊断、分化程度、生物学行为及其良、恶性。

2. 肿瘤的间质

由结缔组织和血管组成，起支持和营养作用。

三、肿瘤的分化与异型性

（一）分化定义

肿瘤组织在形态和功能上可以表现出与其发源的正常组织的相似之处，这种相似性，称为肿瘤的分化（differentiation）。

（二）异型性定义

肿瘤组织无论在细胞形态和组织结构上，都与其发源的正常组织有不同程度的差异，这种差异即为异型性（atypia）。

良性肿瘤：与其来源的正常组织细胞非常相似，分化成熟程度高，异型性小。

恶性肿瘤：与其来源的正常组织细胞很不相似，分化成熟程度低，异型性大。

（三）肿瘤细胞的异型性

良性：异型性小。

恶性：异型性大，表现以下几个方面：

① 瘤细胞的多形性：大小和形态不一，可见瘤巨细胞。

② 细胞核的多形性（大、深、怪、裂）：肿瘤细胞核大，核/质比例增大；细胞核大小不一，形态怪异可出现巨核，双核和多核；核染色深，染色质颗粒状，分布不均，核膜厚；核仁大，数目多；核分裂象增多，尤其是病理性核分裂象。

（四）肿瘤组织结构的异型性

良性：异型性不明显，与其来源组织很相似。

恶性：异型性明显：肿瘤细胞排列紊乱，失去正常的排列结构、层次或极向。

（五）肿瘤的分级与分化程度，异型性的关系（见表5-2）

表 5-2　肿瘤的分级与分化程度，异型性的关系

原始幼稚细胞 ——————————→ 成熟细胞			
分化程度	低/差分化	中等分化	高分化
异型性	高度	中度	轻度
恶性程度	高度	中度	低度
分级	Ⅲ级	Ⅱ级	Ⅰ级

四、肿瘤的命名与分类

（一）肿瘤命名的一般原则

1. 良性肿瘤命名

肿瘤的发生部位 + 组织来源 + （形态学结构）+ 瘤

例如：外耳道皮肤 + 鳞状上皮 + 乳头状 + 瘤

　　　子宫 + 平滑肌 + 瘤

2. 恶性肿瘤命名

（1）上皮组织来源的恶性肿瘤，称为癌。其命名方式为：

肿瘤的发生部位 + 组织来源 + 形态学结构 + 癌

例如：膀胱 + 移形上皮 + 乳头状 + 癌

（2）间叶组织来源的恶性肿瘤称为肉瘤。其命名方式为：

肿瘤的发生部位 + 组织来源 + 形态学结构 + 肉瘤

例如：纵隔 + 脂肪 + 肉瘤

（二）肿瘤命名的特殊情况

（1）母细胞瘤——来源于发育十分幼稚组织的肿瘤，称作"×××母细胞瘤"。

良性者：如骨母细胞瘤、软骨母细胞、脂肪母细胞瘤。

恶性者：如神经母细胞瘤、髓母细胞瘤、肾母细胞瘤。

（2）在肿瘤前加"恶性"二字：如恶性畸胎瘤、恶性神经鞘瘤、恶性黑色素瘤、恶性淋巴瘤等。

（3）冠以人名来命名：如尤文（Ewing）瘤、霍奇金（Hodgkin）淋巴瘤。

（4）按肿瘤形态命名：如肾透明细胞癌、肺燕麦细胞癌等。

（5）习惯命名的恶性肿瘤：如白血病，精原细胞瘤。

（6）多发性良性肿瘤，称作"×××瘤病"：如神经纤维瘤病、脂肪瘤病等。

（7）由性腺或胚胎剩件中的全能细胞发生的肿瘤，称为畸胎瘤。由两个以上胚层的多种成分构成。好发部位：性腺：卵巢、睾丸；中线：纵隔、骶尾部、腹膜后、松果体。良性畸胎瘤，卵巢多见，以囊性为主，又称皮样囊肿；恶性畸胎瘤，睾丸多见，以实性为主。

五、肿瘤的生长和扩散

（一）肿瘤生长

1. 肿瘤的生长方式

（1）膨胀性生长：大多数良性肿瘤。

（2）外生性生长：体表，体腔或管道器官的良、恶性肿瘤均可。

（3）浸润性生长：大多数恶性肿瘤。

2. 肿瘤生长的动力学

（1）肿瘤的生长速度：良性——生长较慢，若短期内生长较快（应考虑：恶变可能，出血坏死囊性变）；恶性——生长迅速。

（2）影响肿瘤生长的动力学的因素：包括肿瘤细胞倍增时间和生长分数。肿瘤细胞倍增时间：指从一个细胞分裂繁殖为两个子代细胞所需的时间。生长分数：即肿瘤细胞群体中处于增殖状态的细胞的比例。

（3）肿瘤细胞生成与死亡：肿瘤的进行性生长和生长速度与肿瘤细胞生成与死亡比例有关。

3. 肿瘤血管生成

肿瘤细胞和炎细胞能产生血管生成因子，诱导新生血管生成。

4. 肿瘤的演进和异质性

肿瘤的演进是恶性肿瘤在生长过程中，其侵袭性增加的现象。

肿瘤的异质性是指由一个克隆来源的肿瘤细胞在生长过程中形成在侵袭能力、生长速度、对激素的反应、对抗癌药物敏感性等方面有不同程度的亚克隆的过程。

（二）肿瘤的扩散

1. 局部浸润和直接蔓延

（1）局部浸润的四个步骤：① 癌细胞表面的黏附分子减少，使细胞彼此分离；② 癌细胞与基底膜黏着增加；③ 细胞外基质降解；④ 癌细胞迁移。

（2）直接蔓延的概念：随着恶性肿瘤不断长大，肿瘤细胞常常沿着组织间隙、淋巴管、血管或神经束衣连续不断地浸润性生长，破坏邻近器官或组织，这种现象称为直接蔓延。

2. 转 移

（1）转移的概念：恶性肿瘤从原发部位侵入淋巴管、血管或体腔，迁移到其他部位，继续生长，形成同样类型的肿瘤。

（2）转移的途径：

转称有三条途径：① 淋巴道转移——主要是癌的转移途径；② 血道转移——主要是肉瘤和晚期癌的转移途径；③ 种植性转移——体腔内器官的恶性肿瘤。

六、肿瘤的分级与分期

（一）分级（从病理角度）

分级是根据恶性肿瘤的分化程度、异型性及核分裂数来确定恶性程度的级别，一般采用Ⅲ级分法：

Ⅰ级——分化良好—低度恶性。Ⅱ级——分化中等——中度恶性。Ⅲ级——分化差（低）——高度恶性。

（二）分期（从临床角度）

根据原发灶的大小、浸润的深度、浸润范围、邻近器官受累情况、局部和远处淋巴结的转移情况及远处转移等来确定肿瘤发展的程期或早晚。国际上广泛采用 TNM 分期系统。T 代表肿瘤的原发灶，用 T1 ~ T4 表示肿瘤的增大。N 代表局部淋巴结受累，用 N0 ~ N3 表示。M0 代表无血行转移，M1 代表有血行转移。

七、肿瘤对机体的影响

良性肿瘤对机体的影响小，主要表现为局部压迫和阻塞症状，与肿瘤发生部位有关。恶性肿瘤对机体的影响大，除局部压迫和阻塞症状外，还可并发溃疡、出血、穿孔、侵及神经，产生顽固疼痛，合并感染引起发热，晚期出现恶病质。某些肿瘤还可分泌异位内分泌综合症，副肿瘤综合征等。

八、良恶性肿瘤的鉴别（表 5-3）

表 5-3　良恶性肿瘤的鉴别

	良性肿瘤	恶性肿瘤
组织分化程度	分化好，异型性小，与原有组织的形态相似	分化差，异型性大，与原有组织的形态差别大
核分裂	无或稀少，不见病理核分裂象	多见，并可见病理核分裂象
生长速度	缓慢	较快
生长方式	膨胀性和外生性生长，前者常有包膜形成，一般与周围组织分界清楚，故通常可推动	浸润性和外生性生长，前者无包膜，一般与周围组织分界不清楚，通常不能推动，后者每伴有浸润性生长
继发改变	很少发生坏死、出血	常发生出血、坏死、溃疡形成等
转移	不转移	常有转移
复发	手术后很少复发	手术等治疗后较多复发
对机体影响	较小，主要为局部压迫或阻塞作用。如发生在重要器官也可引起严重后果	较大，除压迫、阻塞外，还可以破坏原发处和转移处的组织，引起坏死、出血合并感染，甚至造成恶病质

一些组织形态和生物学行为介于良恶性肿瘤之间的肿瘤，称为交界性肿瘤，如卵巢交界性浆液性乳头状囊腺瘤。交界性肿瘤有发展为恶性的倾向。

九、癌前疾病及癌前病变，非典型增生及原位癌

（一）癌前病变（precancerous change）

1. 概　念

某些病变虽然本身不是恶性肿瘤，但具有发展为恶性肿瘤的潜在可能性，这些病变称为癌前病变。

2. 常见的癌前病变（或疾病）

大肠腺瘤（家族性腺瘤性息肉病）、乳腺导管上皮非典型增生、慢性萎缩性胃炎伴肠上皮化生、慢性溃疡性结肠炎、皮肤慢性溃疡、黏膜白斑等。

（二）非典型性增生（atypical hyperplasia）或异型增生（atypical hyperplasia）

指细胞增生并出现异型性，但还不足以诊断为恶性的状况。主要用于上皮，包括鳞状上皮、移形上皮和腺上皮。根据异型性大小和累及范围分为轻、中、重度。

轻度——非典型增生上皮累及上皮层下 1/3；

中度——非典型增生上皮累及上皮层下 2/3；

重度——非典型增生上皮累及上皮层下 2/3 以上但未达到全层。

（三）原位癌（carcinoma in situ）

指限于上皮层内的癌，没有突破基底膜向下浸润。

（四）上皮内瘤变（Intraepithelial neoplasia）

从异型增生到原位癌这一连续的过程。将轻度和中度异型增生分别称为低级别上皮内瘤变，重度非典型增生和原位癌称为高级别上皮内瘤变。

十、肿瘤发生的分子基础

（1）癌基因：癌基因的类型和的激活方式，后者包括点突变、基因扩增和染色体异位。

（2）肿瘤抑制基因的类型，如 P53，RB 基因。

（3）凋亡调节基因的类型。

（4）肿瘤发生的多步骤过程。

十一、环境致瘤作用

（一）化学物质

间接化学致癌物有多环芳烃、芳香胺类、亚硝胺类、真菌毒素；直接化学致癌物，主要是烷化剂和酰化剂。

（二）物理致癌物质

紫外线、电离辐射。

（三）病　毒

病毒包括 DNA 肿瘤病毒（人类乳头状病毒 HPV、EBV、HBV）和 RNA 肿瘤病毒，后者是逆转录病毒如 v-src、v-abl、v-myb 等。

十二、常见肿瘤举例

（一）上皮性肿瘤（epithelial tumour）

1. 上皮组织良性肿瘤

（1）乳头状瘤：鳞状上皮乳头状瘤，柱状上皮乳头状瘤，移行上皮乳头状瘤。注：发生于外耳道、阴茎、膀胱和结肠者易发生恶变。

（2）腺瘤：甲状腺腺瘤，乳腺——纤维腺瘤，涎腺——多形性腺瘤，卵巢——囊腺瘤（浆液性、黏液性），结肠——管状腺瘤（息肉状）、绒毛状腺瘤。

2. 上皮组织恶性肿瘤（癌）

（1）癌的共性：40 岁以上多见；以浸润生长为主；外观呈乳头状、菜花状、息肉状、蕈状、溃疡状；大体：灰白色、质硬、干燥、呈树根状或蟹足状结节；镜下癌细胞呈腺状、巢状或条索状排列，与间质分界清楚；网状纤维染色：癌细胞间无网状纤维，癌巢周围有网状纤维包绕；转移：以淋巴道转移为主。

（2）癌的类型：鳞癌，腺癌，基底细胞癌，移行细胞癌。

（二）间叶组织肿瘤（tumor of mesenchymal tissue）

1. 间叶组织良性肿瘤

常见类型：纤维瘤、脂肪瘤、平滑肌瘤、骨瘤、软骨瘤等，各自好发部位、大体形态、主要组成成分。

2. 恶性间叶组织肿瘤（肉瘤）

常见的肉瘤有：纤维肉瘤、恶性纤维组织细胞瘤、脂肪肉瘤、横纹肌肉瘤、平滑肌肉瘤、血管肉瘤、骨肉瘤、软骨肉瘤等。各自好发部位，大体形态及组织学特点。

3. 骨肉瘤的临床特点、X 线特征、好发部位及镜下诊断依据

① 常见于青少年，10～19 岁为发病高峰；② 好发部位：四肢长骨多见，依次为股骨下端 > 胫骨上端 > 肱骨上端；③ 肉眼：长骨干骺端呈梭形膨大，切面灰白呈鱼肉状，见出血坏死和骨皮质破坏；④ 组织学诊断依据：明显异型的梭形或多边形肉瘤细胞，肿瘤性骨样组织或骨组织形成；⑤ X 线：日光放射阴影和 Codman 三角。

4. 癌与肉瘤的区别（表 5-4）

表 5-4　癌与肉瘤的区别

	癌	肉瘤
组织来源	上皮组织	间叶组织
发病率	较常见，约为肉瘤的 9 倍，多见于 40 岁以上成人	较少见，大多见于青少年
大体特点	质较硬、色灰白、较干燥	质软、色灰红、湿润、鱼肉状
组织学特点	多形成癌巢，实质与间质分界清楚，纤维组织常有增生	肉瘤细胞多弥漫分布，实质与间质分界不清，间质内血管丰富，纤维组织少
网状纤维	癌细胞间多无网状纤维	肉瘤细胞间多有网状纤维
转移	多经淋巴道转移	多经血道转移

（三）神经外胚叶肿瘤（tumor of nervous epiblast）

神经外胚叶包括神经管和神经嵴。神经管发育成脑、脊髓、视网膜上皮等，由此演化的肿瘤有胶质瘤、视网膜母细胞瘤等；神经嵴产生神经节、黑色素细胞、肾上腺髓质嗜铬细胞等，由此演化的肿瘤有黑色素瘤，嗜铬细胞瘤等。

▶▶ 实验内容 ◀◀◀

（一）标本观察

1. 皮肤乳头状瘤（cutaneous papilloma）

皮肤乳头状瘤由表皮鳞状上皮细胞增生所致。该图病变发生于颈部皮肤，为两个直径 0.5 ~ 0.8 cm 的乳头样突起，生长缓慢，多由病毒感染所致，又称乳头状疣（图 5-1）。

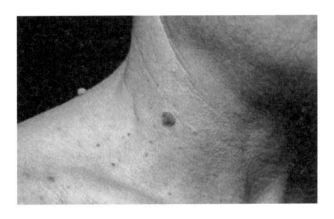

图 5-1　皮肤乳头状瘤

2. 皮肤鳞状细胞癌（squamous cell carcinoma of the skin）

肿瘤位于手背皮肤，呈菜花状生长，表面有溃疡形成，质硬而表面易碎，基底宽，肿瘤组织呈蟹足状向皮下组织浸润性生长，与周围组织无明显界线（图 5-2）。

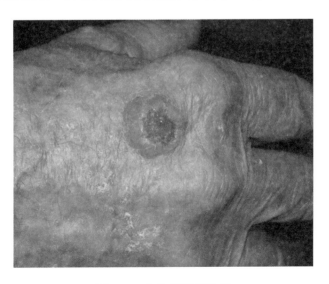

图 5-2　皮肤鳞形细胞癌

3. 结肠腺瘤（adenoma of the colon）

肿瘤突出于肠黏膜表面，呈息肉状生长，基底部有细长之蒂与肠壁相连，可活动。周围肠壁光滑（图 5-3）。

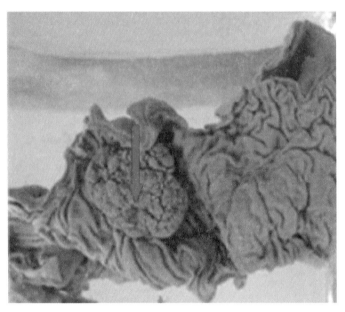

图 5-3　结肠腺瘤（箭头所示为腺瘤）

4. 家族性结肠多发性息肉病（Familial multiple polyposis of colon）

标本均为切除之结肠肠段。黏膜面均满布大小不等的息肉，直径为 0.1 ~ 1.5 cm。注：结肠息肉病常为先天性，家族性（图 5-4）。此"息肉"非炎症性，本质上为息肉状腺瘤。

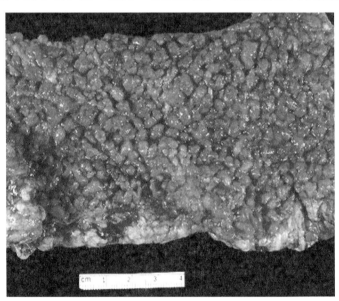

图 5-4　家族性结肠多发性息肉病

5. 结肠腺癌（adenocarcinoma of the colon）

肿瘤呈蕈伞状，表面有坏死形成溃疡，基底宽。肿瘤切面灰白色，呈蟹足状向周围组织浸润，边界不清（图 5-5）。

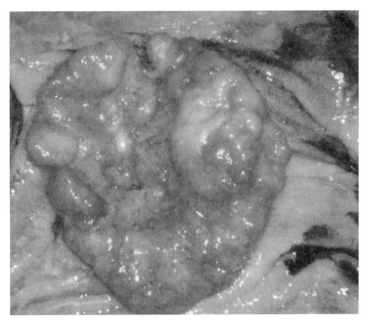

图 5-5 结肠腺癌

6. 胃癌，溃疡型（gastric carcinoma, utcerative pattern）

标本为次全胃切除标本。溃疡位于小弯侧幽门窦，溃疡直径大于 3 cm，形状不规则，边缘隆起，底部粗糙，有出血坏死。切面灰白色，已浸润至肌层（图 5-6）。

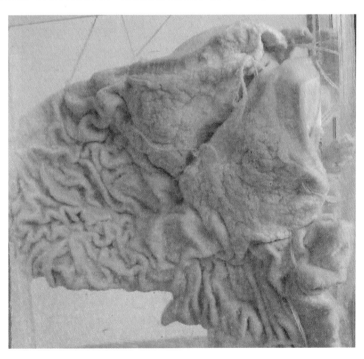

图 5-6 胃癌，溃疡型

7. 纤维瘤（fibroma）

肿瘤呈结节状，质地硬，直径超过 10 cm，边界清楚，有包膜（膨胀性生长），切面（右）形态呈纤维条索状、实性、结构致密（图 5-7）。

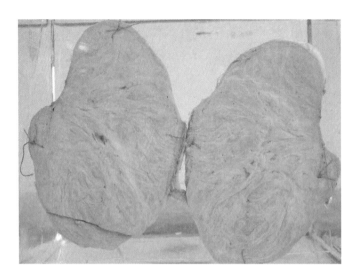

图 5-7　纤维瘤

8. 纤维肉瘤（fibrosarcoma）

肿瘤生长迅速，易复发。肿瘤边界不清，无包膜，切面为桃红色或灰白色细腻的鱼肉状，部分区域有黏液样变性出血坏死（图 5-8），肿瘤间周围组织浸润生长。

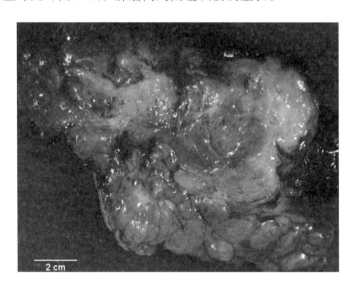

图 5-8　纤维肉瘤

9. 脂肪瘤（lipoma）

肿瘤外观分叶状，包膜完整，切面为黄色脂肪组织，内有纤细的纤维结缔组织间隔（图 5-9）。

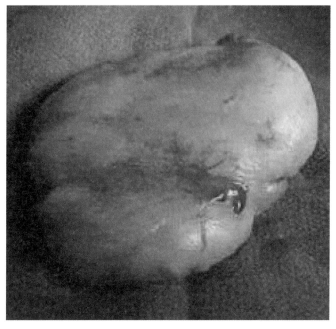

图 5-9　脂肪瘤

10. 脂肪肉瘤（Liposarcoma）

标本为略分叶状肿物，略带黄色，部分区域呈黏液样，质细腻，伴有出血（图 5-10）。

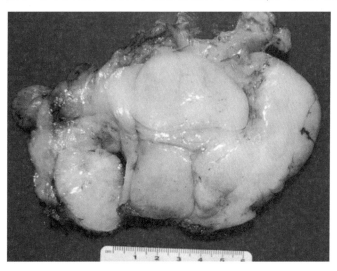

图 5-10　脂肪肉瘤

11. 子宫平滑肌瘤（leiomyoma of the uterus）

子宫肌壁上一个巨大球形肿瘤，直径约 12 cm，膨胀性生长，分界清楚，无包膜，切面灰白色，可见肌纤维排列成旋涡状外观（图 5-11）。

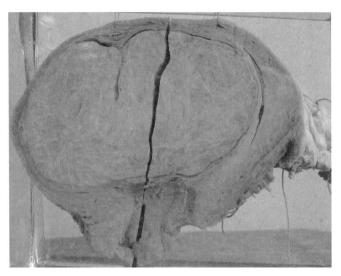

图 5-11 子宫平滑肌瘤

12. 卵巢黏液性囊腺瘤（mucinous cystadenoma of ovary）

肿瘤包膜完整，切面见多房性囊，囊壁厚度均一、光滑，囊内有黏液性物质（已流失）（图 5-12）。

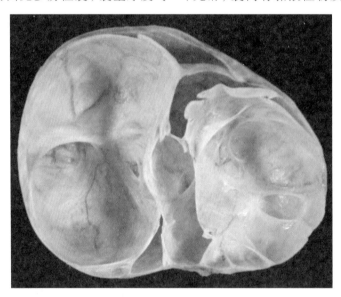

图 5-12 卵巢黏液性囊腺瘤

13. 卵巢浆液性乳头状囊腺瘤（serous papillary cystadenoma of ovary）

标本为切除之囊状肿瘤。表面光滑。内容物已流失，内壁见乳头状突起，乳头大小不一，呈小堆状分布，囊壁菲薄（图 5-13）。

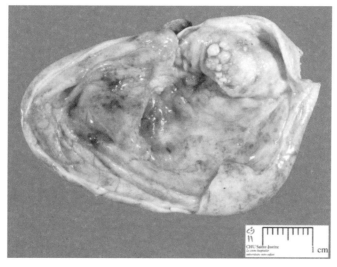

图 5-13　卵巢浆液性乳头状囊腺瘤

14. 卵巢浆液性乳头状囊腺癌（serous papillary cystadenocarcinoma of ovary）

标本为囊状肿瘤，其囊壁见较多灰黄色乳头状突起，大小不等，灰白色，有出血坏死（图 5-14）。

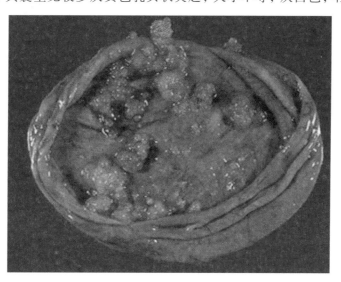

图 5-14　卵巢浆液性乳头状囊腺癌

15. 阴茎鳞状细胞癌（squamous cell carcinoma of the penis）

为对剖的阴茎切除标本，可见阴茎头部灰白色肿物出血坏死，并浸润至阴茎体部，呈烂菜花状（图 5-15）。

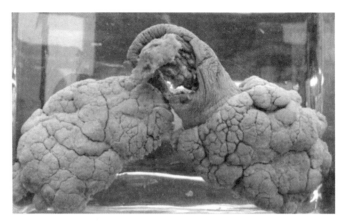

图 5-15　阴茎鳞状细胞癌

16.　膀胱乳头状移行细胞癌（papillary transitional carcinoma of the bladder）

肿瘤向膀胱内面凸起，呈烂菜花状，瘤组织切面灰白色，基底宽，呈浸润性生长，表面见坏死出血（图 5-16）。

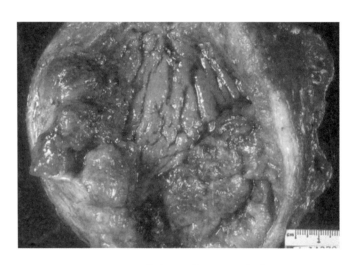

图 5-16　膀胱乳头状移行细胞癌

17.　骨肉瘤（osteosarcoma）

肿瘤位于胫骨上段，瘤组织灰白色、鱼肉状，浸润至骨髓腔及膝关节腔，并在骨外膜下生长形成巨大骨样肿块（图 5-17）。

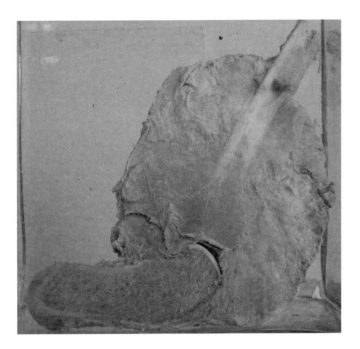

图 5-17　骨肉瘤

18. 卵巢囊性成熟型畸胎瘤，皮样囊肿型（cystic mature teratoma of ovary，dermoid cyst variant）

标本均为切除之卵巢肿瘤，切面见实性区及囊腔，充满皮脂（已流失），毛发（图 5-18）。

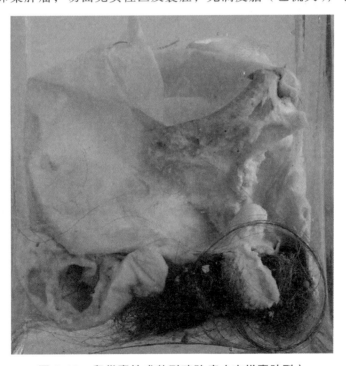

图 5-18　卵巢囊性成熟型畸胎瘤（皮样囊肿型）

19. 黑色素瘤（皮肤）（melanoma of the skin）

肿瘤边缘呈花瓣状，黑色，略突起于皮肤表面，其中央部分有坏死。肿瘤边缘可见向周围皮肤浸润（图 5-19）。

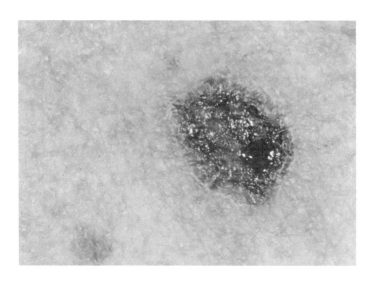

图 5-19 皮肤黑色素瘤

20. 肺转移性癌（metastatic carcinoma in the lung）

肺表面及切面有多个大小不等、散在分布的球形肿瘤结节，色灰白，分界清楚，无包膜形成（图 5-20）。

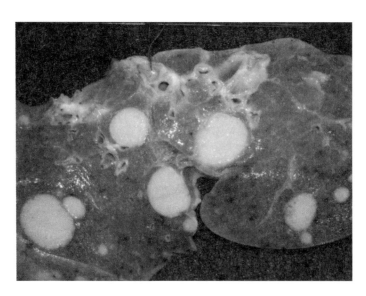

图 5-20 肺转移性癌

21. 肝转移性癌（metastatic carcinoma in the liver）

为胰腺癌转移至肝的标本，肝脏切面见多个球形结节，分界清楚。肿瘤中央可有坏死出血，靠近包膜人肿瘤结节中央可见"癌脐"（图 5-21）。

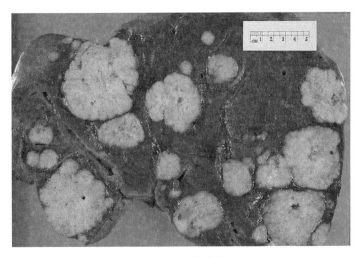

图 5-21 肝转移性癌

（二）切片观察

1. 皮肤乳头状瘤（cutaneous papilloma）

【肉眼观】 可见一乳头样肿块、有蒂。

【低倍镜】 瘤组织为多数乳头状突起构成（图 5-22）。

【高倍镜】 乳头由表层向下，依次为鳞状上皮角化层，粒细胞层，棘细胞层及基底（生发）细胞层。细胞排列规则，与正常鳞状细胞相似，可见细胞间桥，基底膜完整，但上皮细胞增生活跃，较正常上皮细胞略大，胞质略嗜碱性，核染色质较多；但增生的上皮细胞绝不突破基底膜向下浸润。疏松结缔组织、毛细血管等由乳头基底部向上长入乳头的轴心内，其中可见少量淋巴细胞浸润。

【观察要点】 被覆鳞状上皮增生，形成乳头或手指样突起，乳头中心为间质；细胞形态、排列层次与方向性与正常组织相似。

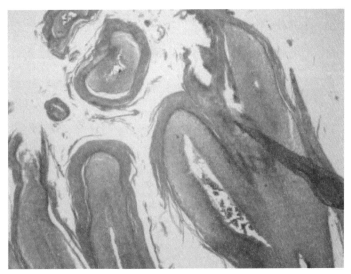

图 5-22 皮肤乳头状瘤

2. 宫颈原位癌（carcinoma in situ of cervix）

【肉眼观】 表面可见深染的黏膜层，其下为黏膜腺体。

【低倍镜】 子宫颈上皮全层不典型增生与癌变；基底膜完整，间质无浸润。

【**高倍镜**】 增生上皮异型性明显，深染、核浆比例失常，核大小不等，核分裂象增多，可见病理性核分裂象；细胞排列紊乱，极性消失（图 5-23）。

【**观察要点**】 子宫颈上皮全层癌变；基底膜完整。

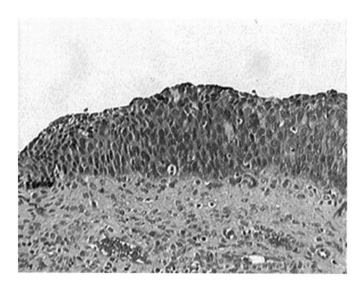

图 5-23 宫颈原位癌

3. 纤维瘤（fibroma）

【**肉眼观**】 切片组织为类椭圆形的肿瘤组织，边缘光整，其内结构可见编织状。

【**低倍镜**】 成束的胶原纤维及增生的瘤细胞呈编织状排列（图 5-24）。

【**高倍镜**】 瘤细胞由两种分化较好的纤维细胞和成纤维细胞构成，纤维细胞呈长梭形，核狭长呈柳叶状、两端尖，胶原纤维多少不等，成纤维细胞核较大，核膜较厚，核仁清楚；瘤细胞呈纵横交错束状排列，其中有新生的厚壁毛细血管。

【**观察要点**】 肿瘤由分化成熟的纤维细胞、成纤维细胞与胶原纤维组成。

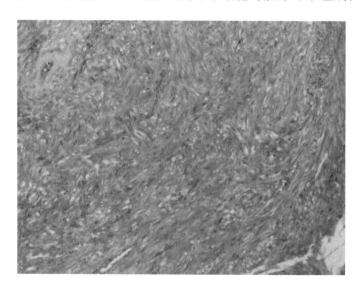

图 5-24 纤维瘤

4. 纤维肉瘤（fibrosarcoma）

【肉眼观】　实性肿瘤组织，无被膜，切面细腻。

【低倍镜】　瘤细胞束状排列成"人"字形，"羽毛形"或"鱼骨状"结构，间质胶原纤维较少。分化差者，瘤细胞弥散状排列，间质纤维少，血管丰富。

【高倍镜】　分化好者，瘤细胞长梭形，核肥大，染色质较粗，可见核分裂象，细胞大小较一致。分化差者，细胞呈短梭形、圆形或不规则形，甚至出现瘤巨细胞，核分裂象易见，可见不对称、多极性等病理性核分裂象。肿瘤细胞间可见少量红染的胶原纤维；肿瘤细胞间散布一些血管，为肿瘤间质（图 5-25）。

【观察要点】　肿瘤由长梭形细胞组成，呈束状交叉排列；细胞有异型性，核分裂象易见。与纤维瘤比较，相同点都是由纵横交错的纤维束构成，都来源于纤维组织。不同点是细胞密度大，瘤细胞多，胶原纤维少，表示分化不成熟。瘤细胞有明显的异型性，有病理性核分裂。

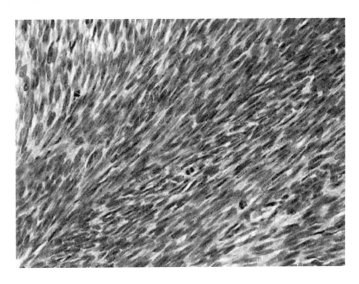

图 5-25　纤维肉瘤

5. 食管鳞癌（esophageal squamous cell carcinoma）

【肉眼观】　取材组织为正-病交界附近的食管壁，上缘可见部分红染的鳞状上皮，肌层结构较散乱。

【低倍镜】　食管的复层鳞状上皮被癌组织取代；癌组织不但向表面生长，而且突破黏膜肌层，侵入黏膜下层和肌层（图 5-26）。

【高倍镜】　癌组织呈条索状、片块状或巢状散在分布，部分癌巢中心有红色无结构呈同心圆状角化物质（角化珠）；癌巢内细胞异型性明显，核大小不等，呈圆形、卵圆形或不规则形，染色深，核仁增大，核分裂象多见；癌细胞巢之间有结缔组织分隔，实质与间质分界清楚。

【观察要点】　癌组织呈条索状或巢状、片块状分布；癌细胞异型性大；部分分化好的癌巢中心有角化珠。

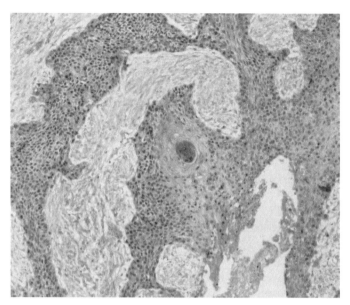

图 5-26　食管鳞癌

6. 胰腺癌（pancreatic carcinoma）

【肉眼观】　可见略呈结节状分布的肿瘤组织，深染、不规则腺管样，排列紊乱。

【低倍镜】　癌细胞来自导管上皮，肿瘤细胞密集分布，部分排列成腺管样（图 5-27）。

【高倍镜】　视野中央可见一腺癌结构，肿瘤细胞形态较一致，细胞体积较小，围成大小不等、形态不规则的腺腔，癌巢周围可见部分正常胰腺组织。

【观察要点】　肿瘤组织由增生的大小不一，形态不规则的腺样结构构成；瘤细胞异型性明显。

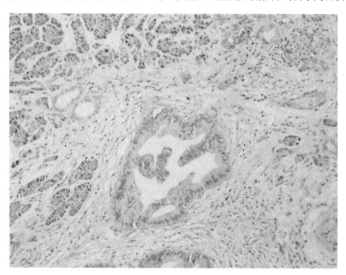

图 5-27　胰腺癌

7. 淋巴结转移性腺癌（metastatic adenocarcinoma of the lymphnode）

【肉眼观】　取材组织为一肿大的完整淋巴结之剖面，边缘深染处为其被膜，淋巴结内可见数个红染的结节区。

【低倍镜】　淋巴结正常结构绝大部分被破坏，部分皮质窦存在，窦腔内有多量大小不一，形态不规则的癌性腺体；淋巴结髓质的组织结构完全被破坏而代之以实性片状分布的癌细胞。

【高倍镜】 淋巴结中见腺癌组织，癌细胞异型性明显，病理核分裂象多见（图5-28）。

【观察要点】 淋巴结内出现腺癌组织。

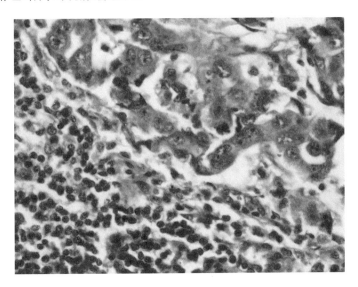

图 5-28 淋巴结转移性腺癌

8. 骨肉瘤（osteosarcoma）

【肉眼观】 取材组织为片状肿瘤组织，染色背景淡蓝色，其内可见较多散在的蓝黑色的钙化区。

【低倍镜】 瘤细胞向骨样组织、软骨或纤维三个方向分化，并模拟膜内化骨、软骨内化骨、纤维化骨的分化过程。肿瘤性骨组织呈小梁状或片块状，淡红色均匀，周围附有瘤细胞（肿瘤性骨母细胞），部分已有钙盐沉着；肿瘤性软骨呈岛状，有淡蓝色的软骨基质及软骨窝形成；肿瘤性纤维组织，似纤维肉瘤；间质血窦丰富。

【高倍镜】 肉瘤细胞大小形状不等，卵圆形、梭形或多边形，并有单核或多核瘤巨细胞。瘤细胞大深染，核分裂象常见，并有病理性核分裂象；肿瘤性骨组织排列形态不规则，小梁宽窄不均匀，边缘有肉瘤细胞，小梁内也有少许肉瘤细胞；肿瘤性骨样组织是由均匀淡红色不规则梁片状基质夹杂着肉瘤细胞构成（图5-29）。

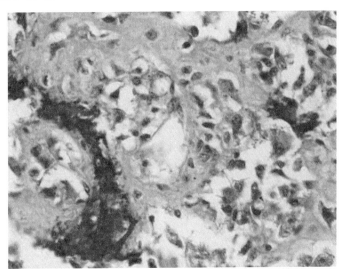

图 5-29 骨肉瘤

【观察要点】 瘤细胞大小形状不等，卵圆形、梭形或多边形，并有单核或多核瘤巨细胞。有病理性核分裂象；肿瘤性骨样组织形成。

9. 骨巨细胞瘤（giant cell tumor of bone）

【肉眼观】 取材组织为较多碎片状肿瘤组织。

【低倍镜】 肿瘤细胞杂乱分布于粉红色背景中，可见较多体积较大的多核巨细胞散布期间。

【高倍镜】 肿瘤主要有两种细胞组成，破骨细胞型多核巨细胞，胞质丰富，核数目多，大小一致呈圆形，卵圆形，染色质少，有小核仁；单核基质细胞，胞质淡红色，边界不清，核呈圆形或短梭形，核分裂象少见。间质血管丰富，可有出血、坏死、纤维化，并有泡沫细胞（图5-30）。

【观察要点】 较多破骨细胞型多核巨细胞形成。单核基质细胞无病理性核分裂。

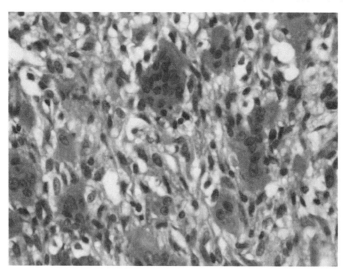

图 5-30 骨巨细胞瘤

10. 畸胎瘤（teratoma）

【肉眼观】 取材组织为卵巢囊性畸胎瘤，可见部分乳头样皮肤组织及囊壁样组织。

【低倍镜】 囊壁由复层鳞状上皮所衬覆，可见皮肤的附属结构，如皮脂腺，汗腺，毛囊等，有的畸胎瘤还可见到肠上皮，平滑肌，脑组织，神经组织，腺体，骨骼，软骨等组织，结构排列紊乱。

【高倍镜】 各胚层来源的组织基本分化成熟，无明显异型性。此图示向皮肤组织的分化，可见表皮，皮脂腺、毛囊等结构（图5-31）。

【观察要点】 瘤组织内可见2个胚层以上来源的多种组织成分；组织结构排列紊乱。

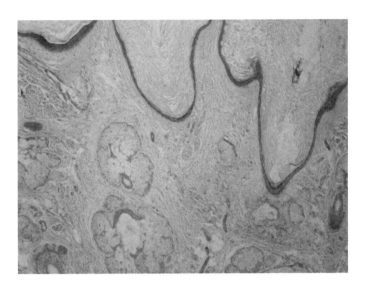

图 5-31 畸胎瘤

▷▷ 临床病理讨论 ◁◁◁

赵某，男性，62 岁，司机，乏力、食欲减退两个月、头痛、阵发性恶心、呕吐 10 天而入院，腰穿：脑脊液压力 220 mmH$_2$O，无色透明，蛋白（＋）。8 年前曾患过乙型病毒性肝炎。否认有结核病及神经、精神病史。住院第 3 天，去厕所后，突感腹部剧痛，面色苍白，脉搏 120 次/分。血压 70/40 mmHg（9.34/5.33 kPa），全腹压痛，肌紧张，尤以右上腹为甚。腹腔穿刺抽出暗红色血性液体。剖腹探查发现肝右叶一大结节破裂出血。遂进行填塞，缝合止血。术后一周，再度腹腔出血，抢救无效死亡。

尸检摘要：

食道：黏膜光滑，食道下段静脉轻度扩张迂曲。

肝脏：重 1 800 g，体积增大，弥漫分布无数小结节，直径 0.1 ~ 0.5 cm。散在分布较大型结节，大者直径 5 cm。肝右叶靠近表面的一灰黄色大型结节，向肝表面破裂，附有凝血块。镜检：肝组织正常小叶结构破坏，代之以假小叶，假小叶之间由增生的纤维组织包绕。大型结节无纤维组织包绕，由多角形、胞质丰富、核大、深染的异型细胞组成，呈小梁状或巢状排列，其间为血窦，有的细胞含少量黄绿色色素。

脾脏：重 250 g，体积增大，切面含血量增多。镜检：脾窦扩张充血、纤维组织增生。

脑：右大脑半球顶叶隆起，切开见一直径为 4 cm 的肿物，灰褐色，境界较清楚，无包膜。镜检：肿物为异型细胞组成，其形态结构与肝脏大型结节相同。

讨论题：

1. 肝内的大结节是何病变？与颅内病变是何关系？

2. 大结节形成是否与小结节病变有联系？

3. 如何解释食道及脾脏的病变？

中国科研团队研发出消化道肿瘤 AI 诊断系统

中国科研团队研发出上消化道肿瘤内镜 AI（人工智能）辅助诊断系统。中山大学肿瘤防治中心 8 日称，该系统对癌变的诊断准确率可达到 96%。相关研究成果在线发表于肿瘤学期刊《柳叶刀·肿瘤》上。

据中国国家癌症中心统计数据显示，全球约 50% 的上消化道癌(包括食管癌、胃癌等)发生在中国，其中超过 85% 的患者在确诊时已为中晚期。早期上消化道癌患者五年生存率超过 90%，而晚期患者的五年生存率则小于 10%。因此，上消化道癌的早期诊断早期治疗是提高疗效的关键。但是由于中国内地的内镜医生十分短缺，早期上消化道癌常缺乏典型的内镜下表征、容易漏诊等，导致中国内地早期上消化道癌的早诊率不足 10%。

针对上消化道癌内镜早诊这一临床难点问题，中山大学肿瘤防治中心主任徐瑞华带领由数十位专家组成的团队开展多学科联合攻关，研发出具有完全自主知识产权的上消化道癌内镜 AI 辅助诊断系统。

通过前期完成的 5 万余张上消化道癌患者和 12 万余张正常人内镜图像数据的识别和深度学习，该系统对癌变的诊断准确率可以达到 96%。徐瑞华介绍，该系统具有实时活检部位精确提示、内镜检查智能质控和自动采图等功能，在医生进行内镜检查的同时自动捕获图像并进行云端 AI 分析，实时提示可疑病灶区域；在临床操作中，该系统还能够依据指南要求自动采图存储，降低医生"一心两用""手脚并用"带来遗漏关键信息的可能性。

目前，首批该系统已在广东省揭阳市人民医院和江西省肿瘤医院等医院落地应用。

【思政内涵】　关爱生命；科学精神；创新进取。

▷▷ 参考资料 ◁◁◁

[1] Kumar V，Cotran RS，Robbins SL. Basic Pathology 7th ed. Philadelphia：WB Saunders，2002.

[2] 李甘地，来茂德. 病理学（全国高等医药院校教材 供七年制临床医学等专业使用）. 北京：人民卫生出版社，2001.

[3] 刘彤华. 诊断病理学. 北京：人民卫生出版社，1994.

[4] http://library.med.utah.edu/WebPath/webpath.html.

[5] https://baike.baidu.com/item.

[6] http://www.xinhuanet.com/health/zt/special/zlmianyizl.htm.

[7] http://m.people.cn/n4/2019/1008/c204447-13262108.html.

（胡晓松）

第六章

心血管系统疾病

▶▶ 学习纲要 ◀◀◀

循环系统是连续而封闭的管道系统，包括心血管系统和淋巴管系统两部分。心血管系统由心脏、动脉、毛细血管和静脉组成。淋巴管系统由毛细淋巴管及大小不等的淋巴管、淋巴导管组成。

一、心 脏

心脏是中空的肌性器官。

心壁由 3 层组成，从内向外依次是心内膜、心肌层和心外膜。

1. 心内膜

心内膜是被覆在心腔内面的一层光滑的薄膜，由内皮、内皮下层组成。心的各瓣膜就是由心内膜向心腔内折叠成双层，附于纤维环，中间夹一层致密结缔组织而构成，作用是防止血液逆流。其中心内膜下层内含有心的传导系。

2. 心肌层

心肌是心脏的最厚一层。心室肌比心房肌厚。主要由心肌纤维构成，大致可分为内纵、中环与外斜三层。心房肌和心室肌互不相连，分别附着在房室口的纤维环上。

3. 心外膜

心外膜即浆膜，是心包的脏层，由间皮和薄层结缔组织组成。冠状血管行于心外膜内。

二、动 脉

动脉（artery）从心脏发出后，由粗至细逐级分支，管壁逐渐变薄。根据脉管径大小和管壁结构特点，动脉分为大动脉、中动脉、小动脉、微动脉四种类型。其共同的基本结构都由内、中、外 3 层膜构成。

（一）大动脉

大动脉指靠近心脏的动脉，包括主动脉、肺动脉、无名动脉、颈总动脉、锁骨下动脉、髂总动脉和股动脉等。大动脉中膜层最厚，主要由大量的弹性纤维形成的弹性膜（成人为 40～70 层）和环行的平滑肌等组成。故管壁的弹性大，因而又称为弹性动脉。

（二）中动脉

除大动脉以外，凡在解剖学中有名字的均属中动脉，管径一般大于 1 mm。中动脉中膜较厚，由 10～40 层环形排列的平滑肌组成，故又名肌性动脉。

（三）小动脉

小动脉管径一般介于 0.3～1 mm，结构与中动脉相似，但各层均变薄。内弹力膜明显；中膜含 3～9 层环形平滑肌纤维，故也属肌性动脉；外膜厚度与中膜相近，一般没有外弹性膜。

（四）微动脉

微动脉管径一般小于 0.3 mm，各层均薄。无内外弹性膜，中膜含 1～2 层环形平滑肌纤维。

三、静　脉

（一）大静脉（large vein）

管壁较薄，管腔不规则。镜下大静脉管壁分为内膜、中膜和外膜三层。 内膜：薄，有内皮和少许内皮下层，无内弹性膜。中膜：薄，主要由几层环行平滑肌细胞组成。外膜：较厚，为结缔组织，其内常有较多的纵行平滑肌束。

（二）中静脉（medium-sized vein）

中静脉管壁薄，由内向外分为内膜、中膜和外膜三层。内膜：薄，有内皮和不明显的内弹性膜、内皮下层不明显。中膜：薄，主要由分布稀疏的环行平滑肌细胞组成，其间有少量结缔组织。外膜：较中膜厚，由结缔组织组成，有的可有纵行平滑肌束，无外弹性膜。

（三）小静脉（small vein）

小静脉；管壁较薄，管腔不规则且较大，常见血细胞。若红细胞溶解破坏，则可见粉红色的血红蛋白液体。由内皮，1 或 2 层环行平滑肌细胞和薄层结缔组织组成。

四、淋巴管

小淋巴管：与伴行的小动脉、小静脉相比，管壁最薄，管腔较大且极不规则腔内常有染成浅粉红色的淋巴，无血细胞。由内皮、一层不连续平滑肌细胞（或无平滑肌细胞 ）和少许结缔组织组成。

五、动脉粥样硬化

（一）动脉粥样硬化与动脉硬化的定义

动脉粥样硬化（atherosclerosis，AS）是一种与血脂异常及血管壁成分改变有关的、弥漫性的动脉硬化。基本病变是动脉内膜的脂质沉积、内膜灶性纤维化、粥样斑块形成及一系列继发性病变，最终导致管壁变硬、管腔狭窄。主要引发器官的缺血性病变，尤其是心、脑、肾。

动脉硬化是指一组以动脉管壁增厚变硬、失去弹性的一类疾病，包括：

（1）细动脉硬化：发生于细小动脉，以血管壁玻璃样变性为特征，见于高血压病。

（2）动脉中层钙化：发生于肌型动脉，以血管壁中层钙化为特征，见于老年人。

（3）动脉粥样硬化：以脂质沉积和粥样斑块形成为特征，多见于中、老年人。

（二）危险因素与发病机制

危险因素：高脂血症、高血压、吸烟、致继发性高脂血症的疾病（如糖尿病、高胰岛素血症、甲状腺功能减退症和肾病综合征）、遗传因素、年龄、性别（雌激素）、肥胖等。

发病机制：损伤应答学说、脂质渗入学说、单核巨噬细胞作用学说等，但其中任何一种学说均不能全面地解释 AS 的发病机制。简单地讲，即血脂升高 + 内皮损伤→内皮下脂质沉积→粥样硬化。

（三）基本病理变化

1. 脂　纹

大体：动脉内膜面见黄色帽头针头大小的斑点或长短不一的条纹，宽为 1～2 mm、长达 1～5 cm，平坦或微隆起于内膜表面。

镜下：内膜层内见大量泡沫细胞聚集。泡沫细胞圆形，体积大，胞质内有大量脂滴小空泡。

2. 纤维斑块

大体：内膜面散在形状不规则隆起的斑块，初为淡黄或灰黄色，随着纤维不断增生及玻璃样变而呈瓷白色，如蜡滴。

镜下：内膜表层大量胶原纤维（可发生玻璃样变性）、平滑肌、细胞外基质（胶原纤维及蛋白聚糖）形成的纤维帽，内膜深层可见泡沫细胞、平滑肌细胞、脂质及炎细胞。

3. 粥样斑块

大体：内膜面见灰黄色斑块，既向表面隆起，又向深部压迫中膜。纤维斑块深部营养不良，可见大量粥糜样坏死物质。

镜下：表面为厚薄不一的发生玻璃样变的纤维帽，深部为大量红染的无定形坏死物质，斑块底部及周边部为肉芽组织、少量泡沫细胞和淋巴细胞，中膜受压萎缩变薄。

（四）继发性病变

斑块内出血、斑块破裂、粥样溃疡、血栓形成、钙化、动脉瘤形成及管腔狭窄。

（五）主要动脉的病理变化

1. 主动脉粥样硬化

部位：病变分布广泛，腹主动脉重于胸主动脉，分支开口处及后壁病变明显。引起动脉瘤及夹层动脉瘤形成。

后果：动脉瘤、夹层动脉瘤破裂可致致命性大出血。

2. 颈动脉及脑动脉粥样硬化

部位：颈内动脉起始部、基底动脉、大脑中动脉和 Willis 环。

后果：① 长期供血不足导致脑萎缩，脑回变窄，脑沟变深，皮质变薄；② 脑出血，小动脉瘤破裂出血；③ 脑梗死（脑软化）。

3. 肾动脉粥样硬化

部位：肾动脉开口及主干，叶间动脉及弓形动脉。

后果：动脉粥样硬化性固缩肾。肾体积缩小，表面可见凹陷性瘢痕，切面肾皮质萎缩。

镜下：肾小球纤维化，肾小管萎缩或消失，间质结缔组织增生。肾血管狭窄，可导致肾性高血压；血栓形成阻塞管腔可致肾梗死。

4. 四肢动脉粥样硬化

部位：下肢动脉为重，常发生在髂动脉、股动脉及胫前、后动脉。

后果：由于下肢缺血，行走时出现间歇性跛行及肌肉萎缩，动脉阻塞，可引起足干性坏疽。

5. 肠系膜动脉粥样硬化

后果：剧烈腹痛、腹胀；肠梗死、便血、麻痹性肠梗阻及休克。

6. 冠状动脉粥样硬化及冠状动脉粥样硬化性心脏病

（1）冠状动脉粥样硬化（coronary atherosclerosis）：是冠状动脉病中最常见的疾病，占 95% ~ 99%，其余为炎性疾病及畸形，如风湿性、梅毒性主动脉炎等。

部位：依次为左冠状动脉前降支 > 右主干 > 左主干或左旋支 > 后降支。

病变：多发性、节段性，以大分支明显，常呈"人"字型。

横切面血管壁呈偏心性增厚，呈新月形，管腔偏于一侧。

按管腔狭窄的程度分 4 级：Ⅰ级 ≤25%；Ⅱ级 26% ~ 50%；Ⅲ级 51% ~ 75%；Ⅳ级 > 76%。

（2）冠状动脉粥样硬化性心脏病（coronary heart disease，CHD）：冠状动脉性心脏病简称冠心病，是因冠状动脉缺血所引起，也称缺血性心脏病。冠状动脉粥样硬化是 CHD 的最常见原因，习惯上将 CHD 视为冠状动脉粥样硬化性心脏病。CHD 时心肌缺血的原因有冠状动脉供血不足和心肌耗氧量剧增。

CHD 的主要临床类型——心绞痛（angina pectoris）。

定义：由于心肌急剧的、暂时性缺血、缺氧所引起的常见的临床综合征。表现为阵发性心前区疼痛和压迫感，可放射至心前区或左上肢，持续数分钟。可因休息或用硝酸酯剂而缓解消失。

心绞痛类型：稳定性心绞痛、不稳定性心绞痛、变异性心绞痛。

心肌梗死（myocardial infarction，MI）

定义：由于冠状动脉供血中断，引起供血区持续性缺血而导致的较大范围的心肌坏死。

原因：冠状动脉粥样硬化、斑块内出血、血栓形成、冠状动脉痉挛。

类型：

① 心内膜下 MI：仅累及心室壁内层 1/3 的心肌，并波及肉柱及乳头肌。常多发性小灶状坏死，不规则地分布于左心室四周，严重时病灶扩大融合累及整个心内膜下心肌，呈环状坏死。

② 透壁性 MI：也称区域性 MI，病灶大，最大径 2.5 cm 以上，并累及心室壁全层或已深达室壁 2/3。MI 的部位与闭塞的冠状动脉分支供血区一致。多发生于冠状动脉左前降支的供血区，其中以左心室前壁、心尖部、室间隔前 2/3 及前内乳头肌多见。

病理变化：

MI 多属贫血性梗死，其形态学变化呈动态演变过程。大体：6 小时内，无明显变化；6 小时后，苍白色或灰黄，干燥、失去正常光泽，不规则的图形。第 4 天后，梗死灶外周出现充血带；第 7 天后，肉芽组织增生长入，3 周后梗死灶机化及瘢痕形成。

镜下：6 小时内，心肌纤维呈波浪状和肌质不匀；6 小时后，凝固性坏死改变；4 天后，血管充血、出血，有较多中性粒细胞浸润。

MI 并发症：心力衰竭、心脏破裂、心室壁瘤、附壁血栓形成、心源性休克、急性心包炎、心律失常。

（3）心肌纤维化（myocardial fibrosis）

由于中、重度的冠状动脉粥样硬化性狭窄引起心肌纤维持续性和（或）反复加重缺血缺氧所产生的结果。

（4）冠状动脉性猝死（sudden coronary death）

诊断条件：① 法医学检查排除自杀和他杀；② 病理检查未能发现其他致死性疾病，仅见冠状动脉粥样硬化和相应心肌病变。

六、高血压病

高血压（high blood pressure，HBP）是指体循环动脉血压持续升高的常见临床综合征。成年人收缩压≥140 mmHg 和（或）舒张压≥90 mmHg 被定义为高血压。高血压可分为原发性高血压和继发性高血压。原发性高血压，又称为高血压病，是我国最常见的心血管疾病。以全身细动脉硬化为基本病变，主要累及心、脑、肾及眼底等器官。

原发性高血压的类型和病理变化。

原发性高血压分为良性高血压和恶性高血压两类。

（一）良性高血压（benign hypertension）

又称缓进性高血压，约占高血压病的 95%，病程长，发展缓慢，病变分为三期：

1. 机能紊乱期

细小动脉间歇性痉挛，血压波动性升高，休息和治疗后恢复正常。

2. 动脉病变期

细小动脉硬化，玻璃样变性，血压持续性升高。

（1）良性高血压病→细动脉硬化→细动脉玻璃样变。

（2）肌型小动脉硬化→小动脉弹力纤维增生及纤维化，内弹力膜分裂。

3. 内脏病变期

心、肾、脑等器官形态改变，血压持续性升高。

（1）心脏：高血压性心脏病（高心病）。

大体：代偿性肥大，重量增加，可达 400 g 以上，左心室壁增厚 1.5～2 cm，乳头肌和肉柱增粗变圆，心腔不扩张，相对缩小，称向心性肥大。晚期失代偿，心腔扩张，称离心性肥大。

镜下：心肌细胞变粗，变长，细胞核大、深染。后果：左心衰——肺淤血、水肿。

（2）肾脏：原发性颗粒性固缩肾。

大体：体积缩小，重量减轻（＜100 g），质地变硬，表面呈均匀弥漫的细颗粒状。切面：肾皮质变薄，皮髓质分界不清。

镜下：入球动脉玻璃样变及肌型小动脉硬化，肾小球萎缩、纤维化、玻璃样变，所属肾小管萎缩、消失，间质纤维结缔组织增生及淋巴细胞浸润。部分肾小球代偿性肥大，相应的肾小管代偿性扩张。

临床：蛋白尿，水肿，尿毒症（晚期肾功能不全）。

（3）脑：脑出血、脑软化、高血压脑病。

（4）视网膜：小动脉硬化、视乳头水肿，血浆蛋白渗出及出血。

（二）恶性高血压（malignant hypertension）

亦称急进型高血压，多见青少年，血压显著升高，常超过 230/130 mmHg，病变进展迅速，死于尿毒症、脑出血、心衰。特征性病变为：

（1）增生性小动脉炎：内膜显著增厚，内弹力膜分裂，平滑肌增生，胶原纤维增多，血管壁呈同心圆层状增厚，如洋葱皮状，血管腔狭窄。

（2）坏死性细动脉炎：内膜、中膜发生纤维素样坏死。肾入球微动脉最常受累，亦可累及脑、视网膜的微动脉。

七、风湿病

风湿病为一种与 A 组乙型溶血性链球菌感染有关的变态反应性疾病。主要侵犯结缔组织（心脏、关节、皮肤、脑、血管），以形成风湿小体为病理特征，以心脏病变最严重。临床表现为发热、关节痛、皮疹、皮下小结、皮肤环形红斑。风湿病的急性期称风湿热，心电图示 P-R 间期延长。

（一）病因和发病机制

抗原抗体交叉反应学说。

（二）基本病理变化

基本病理变化分为变质渗出期、增生期或肉芽肿期、纤维化期或硬化期。

1. 变质渗出期

部位：浆膜、皮肤、脑、肺、心脏。

镜下：结缔组织基质黏液样变性和胶原纤维纤维素样坏死，浆液、纤维素渗出过程中伴少量淋巴细胞、浆细胞、单核细胞浸润。

2. 增生期或肉芽肿期

① 部位：心肌间质、心内膜下或皮下结缔组织。

② 病变特征：巨噬细胞增生、聚集，吞噬纤维素样坏死物，转变为风湿细胞（Aschoff 细胞）。典型风湿性肉芽肿（风湿小体，Aschoff 小体）：中央为纤维素样坏死，周围有风湿细胞、单核细胞、成纤维细胞、淋巴细胞、浆细胞。

风湿细胞特点：体积大，圆形、多边形，胞界不清，胞质丰富，嗜双色，核大，圆形或卵圆形，核膜清晰，染色质集中于中央，细胞横切面呈枭眼状，纵切面呈毛虫状。

3. 纤维化期或硬化期

纤维素样坏死物溶解吸收，风湿细胞变为成纤维细胞，逐渐纤维化。

（三）风湿病的各脏器病变

1. 风湿性心脏病

（1）风湿性心内膜炎：主要累及心瓣膜，最常累及二尖瓣，其次为二尖瓣和主动脉瓣同时受累。在瓣膜闭锁缘上有赘生物（白色血栓）形成，易机化，反复发作，最后形成慢性心瓣膜病。

（2）风湿性心肌炎：心肌间质小血管旁风湿小体形成。

（3）风湿性心外膜炎：心外膜脏层纤维素或浆液渗出。以浆液渗出为主形成心包炎性积液（湿性心包炎），以纤维素渗出为主形成绒毛心（干性心包炎），纤维素机化、粘连形成缩窄性心包炎。

2. 风湿性关节炎

部位：膝、肩、腕、肘、髋等大关节。

镜下：大量浆液渗出，少量纤维素及淋巴细胞。

临床：红、肿、热、痛、功能障碍，对称性，游走性疼痛，反复发作。

后果：易吸收，功能完全恢复，不留后遗症。

3. 皮肤病变

（1）环形红斑：躯干、四肢内侧皮肤形成环形或半环形淡红色红晕，微隆起，中央凹陷，皮肤色泽正常。1～2 天消退，具有诊断意义。

（2）皮下结节：四肢大关节伸侧面皮下，直径 0.5～2 cm，圆形或椭圆形，活动，无痛。

镜下：中央大片纤维素样坏死，周围成纤维细胞和淋巴细胞呈栅栏状排列，伴淋巴细胞浸润。数周后纤维化。

4. 风湿性动脉炎

急性期血管壁发生黏液样变性、纤维素样坏死和淋巴细胞、单核细胞浸润，可有风湿小体形成。后期血管壁可纤维化而增厚，管腔狭窄。

5. 风湿性脑病

多见于 5～12 岁女童，主要病变为风湿性动脉炎和皮质下脑炎，神经细胞变性及胶质细胞增生，形成胶质结节。病变累及基底节黑质等部位时，患儿出现肢体不自主运动，称小舞蹈症。

八、感染性心内膜炎

由病原微生物直接侵袭心内膜，特别是心瓣膜而引起的炎症性疾病，主要由细菌引起，又称细菌性心内膜炎。分为急性和亚急性两种。

（一）急性感染性心内膜炎

常由致病力强的化脓菌引起，起病急，病程短，后果严重。

（二）亚急性感染性心内膜炎或亚急性细菌性心内膜炎

1. 病因

主要由致病力弱的草绿色链球菌感染所致。常侵犯已有病变的瓣膜。

2. 病理变化与临床病理联系

（1）心脏：大体：在瓣膜病基础上，发生溃疡，穿孔或腱索断裂，瓣膜面形成单个或多个较大、形态不规则菜花状或息肉状赘生物。呈灰黄色，污秽，质松脆，易破碎、脱落引起栓塞。镜下：赘生物由纤维素、血小板、嗜中性粒细胞及坏死物组成，含有细菌团。

（2）血管：动脉栓塞和血管炎（多见脑、肾、脾和心脏）。

（3）变态反应：因微栓塞的发生引起的局灶性或弥漫性肾小球肾炎，皮肤 Osler 结节。

（4）败血症：发热、脾脏肿大、白细胞增多、贫血、血沉加快及血培养阳性。

急性和亚急性心内膜炎的比较见表 6-1。

表 6-1　急性和亚急性心内膜炎的比较

	亚急性感染性心内膜炎	急性感染性心内膜炎
病因	草绿色链球菌	化脓菌
病变基础	已有病变的瓣膜或并发于先天性心脏病	多发生在原本正常的心内膜上
病变部位	最常侵犯二尖瓣和主动脉瓣	多单独侵犯主动脉瓣或二尖瓣
病变特征	赘生物形成，易脱落造成栓塞晚期导致心瓣膜病	瓣膜赘生物易脱落造成栓塞

九、心瓣膜病

心瓣膜病（valvular disease，VD），是指因先天性发育异常或后天性疾病造成的器质性病变，表现瓣膜口狭窄和（或）关闭不全，是最常见的的慢性心脏病之一。

（一）二尖瓣狭窄（mitral stenosis）

瓣膜口开放时不能充分张开，血流通过障碍，主要由于相邻瓣膜互相粘连、瓣膜增厚、变硬、卷曲、弹性减弱或丧失、瓣膜环硬化和缩窄等引起。

1. 病　变

隔膜型：瓣叶间黏连，瓣膜轻、中度增厚，小瓣严重，主瓣仍可轻度活动。

漏斗型：主瓣严重增厚，失去活动性，瓣叶间严重粘连，瓣膜口缩小呈鱼口状。腱索及乳头肌明显黏连缩短。

2. 血液动力学和心脏变化

左心室舒张早期，左心房血液流入左心室受阻→左心房代偿性扩张肥大→左心房失代偿（肺淤血）→肺静脉压升高，反射性引起小动脉痉挛→肺动脉压升高→右心室代偿性肥大扩张→失代偿→右心室扩张→三尖瓣相对关闭不全→右心房淤血、体循环淤血。

3. 临床表现

听诊闻及心尖区舒张期隆隆样杂音。X 线显示心脏呈倒梨形。

（二）二尖瓣关闭不全（mitral incompetence）

1. 病　变

二尖瓣增厚、变硬、卷曲、缩短、弹性减弱或消失、腱索融合、增粗缩短，致瓣膜关闭不全。

2. 血液动力学改变

心室收缩期，左心室部分血液通过关闭不全的二尖瓣反流左心房，容量增大，压力增高→左心房代偿性肥大，心室舒张期，左房大量血液涌入左心室→左心室代偿肥大→左心失代偿（肺淤血）→肺动脉高压→右心室、房代偿肥大→右心失代偿→体循环淤血。

3. 临床表现

听诊闻及全收缩期吹风样杂音，X 线显示心脏呈球形。

十、心肌病

原发性心肌病是指原因不明的以心肌病变为主的一类心脏病，又称特发性心肌病。

（一）扩张性心肌病（dilated cardiomyopathy）

大体：心脏重量增加，心腔明显扩张，心室壁略增厚，心脏呈球形，常伴二尖瓣及三尖瓣关闭不全。

镜下：心肌细胞不均匀性肥大，核大、深染、畸形，间质纤维化。

（二）肥厚性心肌病（hypertrophic cardiomyopathy）

大体：心脏增大，重量增加，两侧心室显著肥厚，室间隔呈不对称性肥厚，心腔狭窄。

镜下：心肌细胞肥大，排列紊乱，间质纤维化。

（三）限制性心肌病（restrictive cardiomyopathy）

大体：心腔狭窄，心室内膜纤维化。

镜下：心内膜纤维化、玻璃样变，可见钙化及附壁血栓。内膜下心肌萎缩、变性。

（四）致心律失常性右室心肌病

致心律失常性右室心肌病(arrhythmogenic right ventricular cardiomyopathy，ARVC)

又称致心律失常性右室发育不良，现以 ARVD/C 表示，其特征为右心室心肌被进行性纤维脂肪组织所替代，临床常表现为右心室扩大、心律失常和猝死。

（五）特异性心肌病

特异性心肌病（specific cardiomyopathy，SCM）也称继发性心肌病，多数 SCM 伴心室扩大和各种类型心律失常。

（1）克山病（keshan disease，KD）　是一种地方性心肌病，主要病变是心肌严重变性、坏死和瘢痕形成。

（2）酒精性心肌病（alcoholic cardiomyopathy）　是因长期过量饮酒后出现的以心脏肥大、心力衰竭为特点的心脏病。可出现高血压、心血管意外、心律失常和猝死。病理变化与扩张型心肌病相似。

（3）围生期心肌病（peripartum cardiomyopathy）　是指在妊娠末期或产后 5 个月内首次发生的，以累及心肌为主的一种心肌病，曾称为产后心肌病。病因未明，可能与病毒感染和自身免疫等有关。病理变化与扩张型心肌病相似。

（4）药物性心肌病（drug-induced cardiomyopathy）　是指接受了某些药物治疗的患者因药物对心肌的毒性作用而引起心肌的损害，产生类似扩张型心肌病和非梗阻性肥厚型心肌病的心肌病。

十一、心肌炎

心肌炎（myocarditis）是各种原因引起的心肌局限性或弥漫性炎症。

（一）病毒性心肌炎（viral myocarditis）

大体：心脏轻度增大，质软，无光泽，切面灰红色，水肿。

镜下：心肌间质水肿，可见淋巴细胞、单核细胞浸润，晚期间质纤维化。

（二）细菌性心肌炎（bacterial myocarditis）

细菌性心肌炎是由细菌直接感染引起的心肌炎症。其致病菌以白喉杆菌、沙门菌、链球菌、结核杆菌、脑膜炎和肺炎双球菌为主。病理变化可见心肌及间质有多发性小脓肿灶，周围不同程度心肌细胞变性坏死。

（三）孤立性心肌炎（isolated myocarditis）

病理学以组织学变化分为两型：

（1）弥漫性间质性心肌炎：心肌间质较多淋巴细胞、单核细胞和巨噬细胞浸润。

（2）特发性巨细胞性心肌炎：灶性心肌坏死和肉芽肿形成，伴多核巨细胞浸润。

（四）免疫反应性心肌炎

主要为心肌间质性炎。

▷▷ 实验内容 ◁◁◁

（一）标本观察

1. 主动脉粥样硬化（atherosclerosis of aorta）

病变多发于主动脉后壁和其分支开口处，以腹主动脉病变最严重，其次为降主动脉、主动脉弓，再次是升主动脉，内膜面粗糙，见散在不规则灰黄或灰白斑块隆起，大小不一，尤以血管分叉处显著，有的斑块表面形成溃疡，部分伴钙化（图 6-1）。

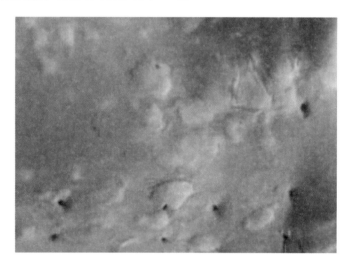

图 6-1　主动脉粥样硬化

2. 室壁瘤（ventricular aneurysm）

心脏标本，体积增大，重量增加，左室前壁下部表面见半球形突起，切面见左心室扩大，心尖部分壁变薄（图 6-2）。

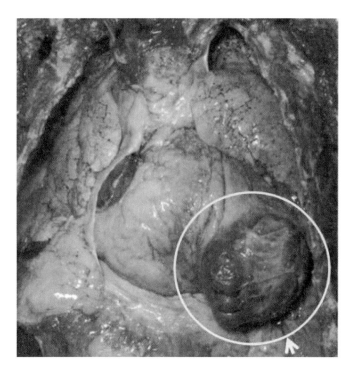

图 6-2　室壁瘤

3. 原发性颗粒型固缩肾（primary granular atrophy of kidney）

肾体积缩小，表面呈细颗粒状，大小一致，分布均匀，切面见皮髓质均变薄，分界不清，肾盂周围的脂肪组织相对增多（图 6-3）。

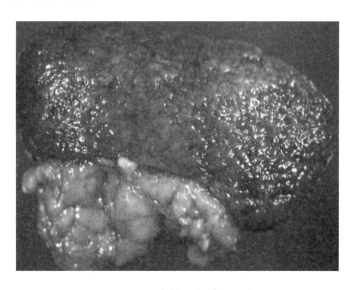

图 6-3　原发性颗粒性固缩肾

4. 动脉粥样硬化性固缩肾（atherosclerotic atrophy kidney）

于肾脏表面见多个灰白色、不规则的凹陷瘢痕，使肾体积缩小，质硬，重量减轻，主动脉内膜粥样斑块形成（图 6-4）。

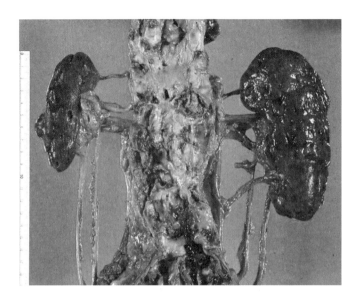

图 6-4 动脉粥样硬化性固缩肾

5. 风湿性心内膜炎（rheumatic endocarditis）

标本显露左心，二尖瓣闭锁缘上见一单行排列，灰白色，半透明，细颗粒状赘生物，直径约为 0.1 cm，瓣膜菲薄，心内膜光滑，腱索乳头肌均无特殊（图 6-5）。

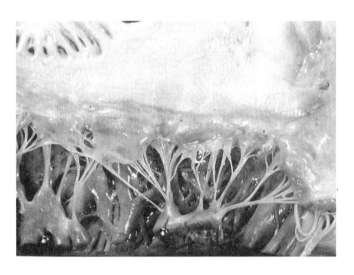

图 6-5 风湿性心内膜炎，示二尖瓣闭锁缘赘生物

6. 风湿性心外膜炎（rheumatic pericarditis）

心脏重量增加，壁层心包已剪开，心脏表面有大量纤维素覆盖，呈粗绒毛状（图 6-6）。

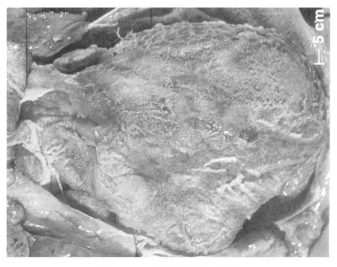

图 6-6　风湿性心外膜炎

7. 风湿性心瓣膜病（rheumatic valvular disease）

标本为左心室剖面，病变为二尖瓣狭窄合并关闭不全。二尖瓣瓣叶增厚，短缩，相互粘连，左心房明显肥大扩张；从心室面观察，左室肥厚 1.5 cm 左右，腱索增粗，短缩，乳头肌肥大（图 6-7）。

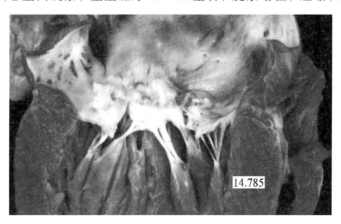

图 6-7　风湿性心瓣膜病

8. 亚急性细菌性心内膜炎（subacute bacterial endocarditis）

心脏标本，暴露左心室及主动脉瓣，主动脉瓣见赘生物，直径 1.5 cm 左右，呈息肉状，污灰色，质松脆，突起于心室面，左心室扩大心肌肥厚，肉柱增粗（图 6-8）。

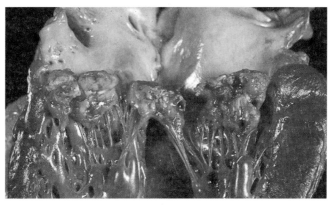

图 6-8　亚急性细菌性心内膜炎

9. 脑出血（cerebral hemorrhage）

大脑冠状切面，一侧脑组织内见多个出血灶，形成黑褐色的凝血块，脑组织被破坏，同侧大脑半球肿大（图6-9）。

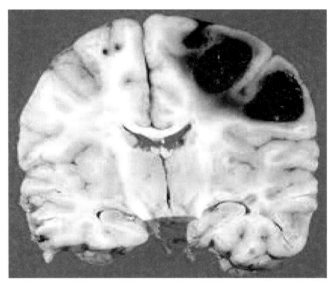

图6-9　脑出血

（二）切片观察

1. 主动脉粥样硬化（atherosclerosis of aorta）

【低倍镜】　主动脉内膜见一局限性隆起，该处主动脉内膜部分增厚，增厚内膜的表层纤维组织增生，并发生玻璃样变性（呈均质伊红色），内膜深层见一片淡伊红无结构的坏死物质，为粥样斑块，其中有许多菱形、针形的空隙，为胆固醇结晶（在制片时脂质被溶去后留下的空隙），还可见少许钙盐沉着（图6-10）。

【高倍镜】　病灶中可见许多胞质内含空泡的泡沫细胞及胆固醇结晶，中膜肌层不同程度萎缩，粥样物边缘内膜与中膜交界处见慢性炎细胞浸润。

【观察要点】　斑块表面纤维组织玻璃样变性；斑块深层为大量坏死物，可见胆固醇结晶；斑块底部和边缘可见肉芽组织，外周可见少许泡沫细胞；动脉中膜不同程度萎缩。

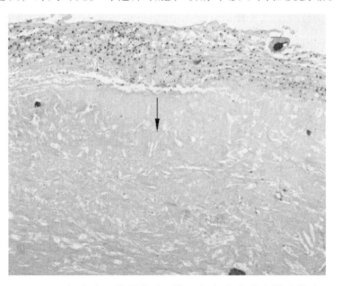

图6-10　主动脉粥样硬化（↓所示为主动脉壁粥样斑块）

2. 冠状动脉粥样硬化（coronary atherosclerosis）

【肉眼观】　在一块心肌组织一侧，可见一冠状动脉的横断面。冠状动脉内膜呈偏心性狭窄、半月形增厚，增厚部分即为病变所在区。

【低倍镜】　血管腔几近消失，表层纤维结缔组织增生（纤维帽），部分呈玻璃样变性，其下见淡红色无结构之粥样斑块，该图中粥样斑块大部已脱落，仅剩一较大的腔隙。中膜平滑肌轻度萎缩。

【高倍镜】　基本病变与主动脉粥样硬化相似（图 6-11）。

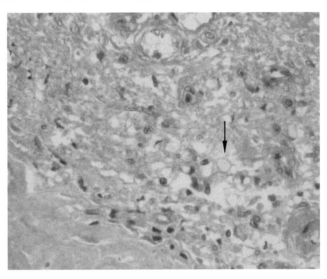

图 6-11　冠状动脉粥样硬化（↓所示为斑块内泡沫细胞）

3. 脾中央细动脉玻璃样变性（splenic arteriolar hyaline）

【低倍镜】　脾被膜增厚，脾小梁增粗，脾小体体积缩小，脾窦扩张充血，脾小体中央动脉及小梁内的小动脉壁增厚、红染。

【高倍镜】　脾小体中央的动脉增厚，管腔变小，在内膜下可见环状、红染物质（图 6-12）。

【观察要点】　脾小体中央动脉管壁增厚管腔狭窄；在内膜下可见环状红染均质物质。

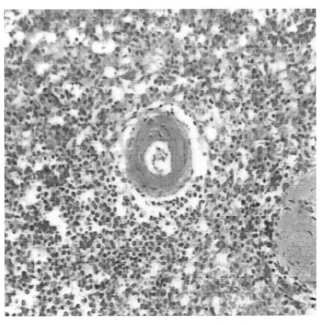

图 6-12　脾中央细动脉玻璃样变

4. 风湿性心肌炎 rheumatic myocarditis）

【低倍镜】 心肌间质充水血、水肿，心肌纤维排列疏松，在血管周围可见由成簇细胞构成的梭形或椭圆形病灶，即风湿小体。

【高倍镜】 风湿小体中央有少许伊红色絮状物质，为纤维素样坏死，其外见许多风湿细胞，体积较大，呈梭形或多边形，胞质丰富，嗜碱性，核大，呈卵圆形、空泡状，染色质集中于核的中央，并有细丝放射至核膜，似枭眼；纵切面，该细胞核染色质呈毛虫样。有的风湿细胞呈双核或多核（Aschoff giant cell，阿少夫巨细胞），风湿小体最外层有少量淋巴细胞及浆细胞浸润（图 6-13）。

【观察要点】 心肌间质内形成具有特征性的 Aschoff 小体。

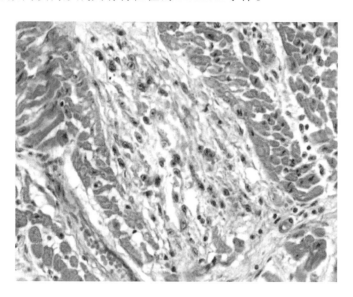

图 6-13 风湿性心肌炎

5. 原发性颗粒性固缩肾（Primary granular atrophy of kidney）

【低倍镜】 肾小球小动脉与细动脉玻璃样变性，呈红色均质状，管壁增厚，管腔狭窄，其旁肾小球萎缩、纤维化、玻璃样变性，附近肾小管发生萎缩或消失，部分肾小球体积增大，肾小管扩张（图 6-14）。

【高倍镜】 小动脉（弓形动脉及小叶间动脉）内膜纤维组织增生，呈洋葱皮样，管壁增厚，管腔狭窄。大量肾小球萎缩、纤维化、玻璃样变性，所属肾小管发生萎缩或消失；部分肾小球体积增大，肾小管扩张。间质纤维组织增生及淋巴细胞浸润。

【观察要点】 肾小动脉内膜增厚；部分肾小球入球小动脉玻璃样变性，所属肾小球萎缩、纤维化或玻璃样变性；部分肾小球代偿性肥大，所属肾小管扩张。

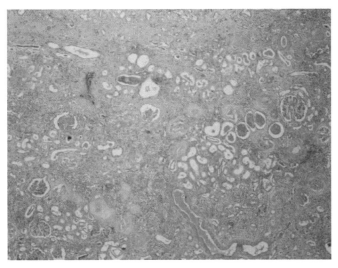

图 6-14　原发性颗粒性固缩肾

▷▷ 临床病理讨论 ◁◁◁

蔡某，男性，63 岁。因突然昏迷 2 小时而入院。患者 10 年前发现有高血压，血压波动于 23.94/13.33 ~ 34.58/14.63 kPa。近年来常感心悸，尤以体力活动时为著。近半月来常觉后枕部头痛，头晕，四肢发麻。早晨上厕所时突然跌倒不省人事，右侧上下肢不能活动，并有大小便失禁。

体检：体温 38 ℃，脉搏 60 次/分，呼吸 16 次/分，血压 29.26/14.63 kPa，神志不清，呼吸深沉，鼾声大，面色潮红，右侧鼻唇沟较浅，双侧瞳孔不等大，右侧较左侧为大。颈项稍强直。心尖搏动明显，呈抬举样，心浊音界向左略扩大，心律齐，主动脉瓣第二音亢进。右侧上下肢呈迟缓性瘫痪，腱反射消失。

化验：白细胞总数 8.4×10^9/L，中性粒细胞 80%，淋巴细胞 20%。尿检：蛋白（＋＋），红细胞（＋），管型（＋）。脑脊液呈血性。

入院后给予吸氧、降压药、脱水剂及止、凝血药等治疗，疗效不显著，患者昏迷不断加深，继之呼吸不规则，终因呼吸、心跳停止而死亡。

尸检摘要：

脑：右侧内囊处可见 3 cm×2 cm×2 cm 之血肿，局部脑组织坏死、出血，脑室内见大量血凝块。桥脑、中脑部分区域亦见出血灶。

心脏：增大约为死者右拳的 1.5 倍，左心室壁显著增厚，乳头肌增粗。镜检，心肌纤维明显变粗，核亦肥大。

肾脏：两肾体积缩小，表面呈细颗粒状，切面皮质变薄，皮髓质分界不清。镜检：部分入球动脉及肾小球玻璃样变性，相应的肾小管萎缩、消失。残留肾小球代偿性肥大，肾小管扩张。间质纤维组织增生，少量淋巴细胞浸润。

脾脏：中央动脉玻璃样变性。

讨论题：

1. 本例患的是什么病？死亡原因是什么？

2. 请对心脏病变做出诊断，并指出其相应的症状和体征。

3. 肾脏病变与高血压的关系如何？

男子长沙街头突发心梗医生跪地救人，医生：我只是尽了本分

2016 年 2 月 28 日，一条关于"医生跪地救人"的信息在微信朋友圈热传，市民纷纷点赞。54 岁的冯先生突发心肌梗死昏迷倒地，经市中心医院医生杨某伟进行心肺复苏紧急抢救，终于挽回了一条命。监控视频记录下杨某伟跪地救人的一幕。

2016 年 2 月 26 日中午 1 时许，一名中年男子捂着胸口，缓慢走进市中心医院门诊大厅。医院保安刚打算迎过去，男子突然倒地，吓坏了周围的病友。刚抢救完一名患者，打算去吃午饭的急诊科医生杨某伟恰巧路过，赶紧跑上前去。杨某伟发现中年男子脸色发紫，意识丧失，呼吸心跳骤停，立即跪在地上为他进行心肺复苏抢救。经过 3 分钟胸外心脏按压，中年男子逐渐恢复了意识，杨某伟和随后赶来的医护人员用担架车将他送往急诊抢救室。担架车从门诊大厅推往抢救室的过程中，杨某伟一路不停地为患者进行胸外心脏按压，赢得了宝贵的抢救时间。门诊大厅里的病友说："好医生帮他挽回一条命！"经检查，医生确诊该男子为急性心肌梗死。时间就是生命，医院开通急诊绿色通道，将男子紧急转入介入室。医生为其进行手术后，该男子被转入心血管内科进行后续治疗。

【思政内涵】 医者仁心；责任担当；敬佑生命；大爱无疆。

▷▷ 参考资料 ◁◁◁

[1] 步宏. 病理学. 北京：人民卫生出版社，2018，153-181.

[2] Asztalos BF. 2004 Jul. High-density lipoprotein metabolism and progression of atherosclerosis：new insights from the HDL Atherosclerosis Treatment Study. Curr Opin Cardiol，19（4）：385-91.

[3] Correia ML，Haynes WG. 2004 Mar. Leptin，obesity and cardiovascular disease. Curr Opin Nephrol Hypertens，13（2）：215-23.

[4] Sternberg SS 主编. 诊断外科病理学. 3 版. 回允中，译. 北京：北京大学出版社，1994，1209-1252.

[5] 刘彤华. 诊断病理学. 北京：人民卫生出版社，1994，834-898.

[6] http://pathol.med.stu.edu.cn/pathol.

[7] http://library.med.utah.edu/WebPath/webpath.html.

[8] https://mp.weixin.qq.com/s/eUO0JPeVVGkGPUY184LZrw）.

（孙静）

第七章

呼吸系统疾病

▶▶ 学习纲要 ◀◀◀

一、肺

肺分为实质和间质两部分。

（一）实　质

实质分为导气部和呼吸部两部分。

导气部：包括肺叶支气管、肺段支气管、小支气管、细支气管及终末细支气管，是传导气体的通道。

呼吸部：包括呼吸性细支气管、肺泡管、肺泡囊和肺泡，是气体交换的部位。

肺泡上皮 { I 型细胞：数量多、扁平状、构成气体交换的场所。

II 型细胞：立方状、分泌磷脂类物质、降低肺泡回缩力、防止肺泡塌陷。

（二）间　质

肺内结缔组织，包括血管、淋巴管和神经。

1. 肺泡隔

相邻肺泡之间的薄层结缔组织，内含丰富的毛细血管网、弹性纤维、巨噬细胞等。

2. 血-气屏障

毛细血管与肺泡上皮紧密相贴构成一薄层隔膜，称血-气屏障。由肺泡上皮及其基膜、毛细血管内皮及其基膜四层构成，是气体交换的部位。

二、气管、支气管、喉

（一）气管和支气管的微细结构

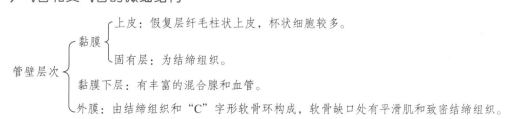

管壁层次 { 黏膜 { 上皮：假复层纤毛柱状上皮，杯状细胞较多。

固有层：为结缔组织。

黏膜下层：有丰富的混合腺和血管。

外膜：由结缔组织和"C"字形软骨环构成，软骨缺口处有平滑肌和致密结缔组织。

（二）喉

室皱襞表面为假复层纤毛柱状上皮，固有层和黏膜下层内含有丰富的混合腺及淋巴组织，外膜的结缔组织中有透明软骨。声皱襞表面为复层扁平上皮，固有层内含有大量的弹性纤维束。

三、肺　炎

（一）肺炎的类型

1. 病　因

细菌性、病毒性、支原体。

2. 病变范围

大叶性、小叶性、间质性。

3. 病变性质

纤维素性、化脓性、渗出性。

（二）各型肺炎的特点

大叶性肺炎各期病变的比较见表 7-1。

表 7-1　大叶性肺炎各期病变的比较

	肺泡壁	肺泡腔
充血水肿期	毛细血管扩张、充血，肺泡间隔增宽	腔内可见浆液性渗出液，其中混有大量细菌及少数红细胞、中性粒细胞和巨噬细胞
红色肝样变期	毛细血管显著扩张充血，肺泡间隔进一步增宽	腔内渗出液中含有大量红细胞、纤维素和一定数量的中性粒细胞，肺泡间孔内可见纤维素穿过
灰色肝样变期	毛细血管受挤压变窄	充满大量中性粒细胞和致密的纤维素网，纤维素穿过肺泡孔现象更明显
溶解消散期	逐渐恢复正常	腔内渗出物逐渐减少，肺泡腔逐渐恢复通气

各型肺炎的区别见表 7-2。

表 7-2　大叶性肺炎与小叶性肺炎、间质性肺炎的区别

	大叶性肺炎	小叶性肺炎	间质性肺炎
病因	主要由肺炎链球菌引起	主要由化脓菌引起，如葡萄球菌，链球菌等	主要由病毒、肺炎支原体引起
病变范围	病变起始于肺泡，迅速扩展至整个或多个大叶（以大叶为单位）	病变起始于呼吸性细支气管，逐渐累及整个肺小叶（以小叶为单位）	肺间质
病变性质	纤维素性炎	化脓性炎	非化脓性渗出性炎
临床特点	多见于青壮年，起病急，寒战、高热、胸痛、咳嗽、咳铁锈色样痰，呼吸困难，有肺实变体征，大致 5~10 天，体温下降、症状消退	多见于小儿和年老体弱者，咳嗽、咳痰，肺实变体征不明显。X 线上病灶散在分布	支原体引起者症状较轻，病毒引起者症状轻重不等，婴幼儿和老年患者病情较重
预后	一般较好，并发症常为肺肉质变	并发症较多，幼儿、年老体弱者预后不良	支原体引起者预后良好。病毒引起者好坏不一

四、慢性阻塞性肺疾病

慢性阻塞性肺疾病（chronic obstructive pulmonary disease，COPD）是一组慢性气道阻塞性疾病的统称，其共同特点为肺实质和小气道受损，导致慢性气道阻塞、呼气阻力增加和肺功能不全，主要包括慢性支气管炎、支气管哮喘、支气管扩张症和肺气肿等疾病。

（一）慢性支气管炎（chronic bronchitis）

慢性支气管炎指气管支气管黏膜及其周围组织的非特异性炎症，是一种常见病。主要临床特征为反复发作性咳嗽、咳痰或伴有喘息症状，且症状每年至少持续3个月，连续2年以上。

病因及发病机制如下：

1. 外部因素

物理和化学因素、感染、吸烟、过敏、空气污染等。

2. 内部因素

机体抵抗力降低，呼吸系统防御功能受损及神经内分泌功能失调。

3. 病理变化

（1）黏膜上皮的损伤：纤毛粘连、倒伏、脱失，上皮细胞变性、坏死。再生修复时，杯状细胞增多，并可发生鳞状上皮化生。

（2）黏膜下层腺体增生肥大和浆液腺上皮发生黏液腺化生。

（3）支气管壁炎性病变：管壁内淋巴细胞、浆细胞等炎细胞浸润；管壁平滑肌束断裂、萎缩，喘息型患者，平滑肌束可增生、肥大，致管腔狭窄。

（4）软骨变性、萎缩、钙化或骨化。

4. 临床病理联系

（1）咳嗽、咳痰：为炎症刺激、呼吸道分泌物增多之故。痰为黏液白色泡沫状，急性发作期为脓性。

（2）喘息、哮鸣音、干湿罗音：为支气管痉挛或狭窄及黏液、渗出物阻塞之故。

（3）干咳：为黏膜及腺体萎缩之故，是较晚期临床表现。

（4）通气功能障碍：小气道狭窄或阻塞时，出现阻塞性通气功能障碍，呼气阻力大于吸气阻力，肺组织过度充气，最终并发肺气肿。

（二）支气管哮喘

支气管哮喘（bronchial asthma）简称哮喘，是一种由呼吸道过敏引起的以支气管可逆性发作性痉挛为特征的慢性阻塞性炎性疾病。

病因及发病机制：过敏原引起的变态反应。

病理变化如下：

1. 大　体

肺轻度膨胀，支气管腔内可见黏液栓。

2. 光 镜

支气管黏膜水肿，黏液腺增生，杯状细胞肥大、增生，管壁平滑肌增厚，管壁内有淋巴细胞、嗜酸性粒细胞、单核细胞及浆细胞浸润。

临床病理联系：细支气管痉挛和黏液栓阻塞，引起呼吸困难及哮鸣音。反复哮喘发作可引起肺气肿。

（三）支气管扩张症

支气管扩张症（bronchiectasis）是以肺内小支气管管腔持久性扩张伴管壁纤维性增厚为特征的一种慢性化脓性疾病。临床上表现为慢性咳嗽、大量脓痰及反复咯血等症状。

1. 病因及发病机制

（1）支气管壁炎症性破坏。

（2）支气管先天性及遗传性发育不全。

2. 病理变化

（1）大体：肺切面可见支气管呈筒状或囊状扩张，扩张的数目多者呈蜂窝状。腔内有脓性分泌物。

（2）光镜：支气管壁呈慢性炎症改变并有不同程度的组织破坏。支气管周围肺组织常发生纤维化。

3. 临床病理联系

慢性炎症及化脓性感染导致咳嗽和大量脓痰，支气管壁的血管遭炎症破坏时引起咯血。晚期可因肺广泛纤维化而引起肺源性心脏病。

（四）肺气肿

肺气肿（emphysema）是末梢肺组织（呼吸性细支气管、肺泡管、肺泡囊和肺泡）因过度充气呈持久性扩张并伴有肺泡间隔破坏，以至肺组织弹性减弱，肺体积增大、功能降低的一种病理状态，是支气管和肺部疾病的最常见合并症。

1. 病因及发病机制

（1）阻塞性通气性障碍。

（2）α_1-抗胰蛋白酶缺乏。

（3）吸烟。

2. 类型及病理变化

（1）肺泡性肺气肿：病变发生于肺腺泡。根据病变的部位和范围又分为：腺泡中央型肺泡肿：呼吸性细支气管呈囊状扩张；腺泡周围型肺气肿：肺泡管和肺泡囊扩张；全腺泡型肺气肿：呼吸性细支气管、肺泡管、肺泡囊、肺泡均扩张。

（2）间质性肺气肿：空气进入肺间质。气体可沿支气管和血管周围间隙扩展至肺门、纵隔，甚至达胸部和颈部皮下，形成皮下气肿。

（3）其他类型肺气肿：瘢痕旁肺气肿、代偿性肺气肿及老年性肺气肿。

3. 病理变化

（1）大体：肺显著膨大、边缘圆钝、弹性差。

（2）光镜：肺泡扩张，肺泡间隔变窄、断裂，扩张的肺泡融合成较大的囊腔。肺毛细血管床明显减少，肺小动脉内膜增厚。

4. 临床病理联系

（1）肺功能降低：为肺活量减少，残气量增加之故。

（2）桶状胸：肺过度充气，肋骨上抬，肋间隙增宽，胸廓前后径加大。

（3）肺源性心脏病：肺毛细血管床减少→肺循环阻力增加→肺动脉高压→右心室肥大、扩张。

（4）自发性气胸：为肺边缘的肺大泡（局限性肺泡破坏，融合形成的大囊泡，直径往往超过 2.0 cm）破裂所致。

五、肺硅沉着病

肺硅沉着病（silicosis）简称硅肺，又称矽肺，是因长期吸入大量含游离二氧化硅（SiO_2）粉尘颗粒并在肺内沉着的一种职业病。

1. 病因和发病机制

（1）二氧化硅微粒（< 5 μm）→肺→巨噬细胞吞噬→SiO_2 在与水聚合→硅酸→次级溶酶体膜破裂→释放多种水解酶→巨噬细胞自溶→释出被吞噬的 SiO_2。

（2）SiO_2→激活巨噬细胞→产生自由基→损伤细胞。

释放细胞因子及介质→肺组织炎症、纤维化。

2. 病理变化（表7-3）

（1）硅结节：细胞性硅结节→纤维性结节→硅结节玻璃样变。

（2）肺组织弥漫性纤维化。

表 7-3 硅肺的分期和病变特征

分期	病变特征	X 线表现
I 期	硅结节主要局限在淋巴系统，肺组织中硅结节少，体积小，主要分布于两肺下叶近肺门处。	肺野内可见一定数量的类圆形或不规则形小阴影，其范围不少于两个肺区
II 期	硅结节散布于全肺,但仍以肺门周围中下肺叶较密集,总病变不超过全肺的1/3	肺野内有较多直径不超过 1.0 cm 的小阴影,分布范围不少于四个肺区
III 期	硅结节密集融合成块	有大阴影出现,其长径不小于 2.0 cm,宽径不小于 1.0 cm

3. 并发症

肺结核病、肺感染、慢性肺源性心脏病、肺气肿和自发性气胸。

六、慢性肺源性心脏病

慢性肺源性心脏病（chronic cor pulmonale），简称肺心病，是因慢性肺疾病、肺血管及胸廓的病变引起肺循环阻力增加、肺动脉压力增高而引起的以右心室肥厚、心腔扩大甚至右心衰竭的心脏病。

1. 病因和发病机制

肺疾病、肺血管疾病、胸廓运动障碍性疾病→肺动脉高压→右心室肥大、扩张。

2. 主要病变

（1）肺部病变：原有肺疾病（如慢支、尘肺等）的表现。肺小动脉中膜增生、肥厚，内膜下出现纵行平滑肌束；肺间隔毛细血管数量减少。

（2）心脏病变：以右心室的病变为主，心室壁肥厚，心室腔扩张，心脏重量增加，可达 850 g。

3. 形态学诊断标准

肺动脉瓣下 2 cm 处右心室肌壁厚度 > 5 mm（正常为 3 ~ 4 mm）作为诊断肺心病的病理形态学标准。镜下可见右心室壁心肌细胞肥大，核增大、深染。缺氧时心肌纤维萎缩、肌浆溶解、横纹消失。

七、呼吸系统常见肿瘤

（一）鼻咽癌（nasopharyngeal carcinoma）

1. 好发部位

依次为鼻咽顶部、外侧壁及咽隐窝、鼻咽前壁。

2. 大体类型

早期黏膜粗糙或稍隆起，中晚期表现为结节型、菜花型、黏膜下型、溃疡型。

3. 组织学类型

鳞状细胞癌、腺癌。

4. 扩散途径

（1）直接蔓延：向上至颅底、颅内，向下至口咽，向下后至梨状隐窝、会厌及喉咽上部，向外至耳咽管、中耳，向前至鼻腔甚或眼眶，向后至上段颈椎，向前至鼻咽。

（2）淋巴道转移：早期即能经淋巴道转移。自咽后淋巴结转移至颈上深淋巴结。偶有对侧颈淋巴结转移。

（3）血道转移：常转移至肺、肝、骨，其次为肾、肾上腺及胰腺等处。

5. 临床病理联系

肿瘤向四周扩散，可引起相应症状或体征，如鼻涕带血、耳鸣、鼻塞、胸锁乳突肌上前缘肿块等。

（二）肺癌（lung carcinoma）

1. 大体类型

（1）中央型：起源于主支气管或叶支气管，癌块位于肺门，此型最为多见。

（2）周围型：多起源于肺段以下的末梢支气管或肺泡，癌块位于肺周边部。

（3）弥漫型：弥漫侵犯部分肺大叶或全肺叶，似肺炎或播散性肺结核。

2. 组织学类型

腺癌（周围型肺癌多见）、鳞状细胞癌（中央型肺癌多见）、神经内分泌癌、大细胞癌、腺鳞癌。

3. 扩散途径

（1）直接蔓延：中央型肺癌常侵犯纵隔、心包及周围血管或向周围肺组织蔓延。周围型者可侵犯胸膜。

（2）转移：沿淋巴道至肺门、纵隔、锁骨上淋巴结、腋窝和颈部淋巴结。沿血道常转移至肝、脑、肾上腺、骨及肾等处。

4. 临床病理联系

癌组织在原发部位的压迫和破坏及远处的转移，分别引起相应的症状和体征，如：咳嗽、痰中带血、胸痛、阻塞性肺脓肿、胸水、上腔静脉综合征、交感神经麻痹综合征（Horner 综合征）、类癌综合征及副肿瘤综合征。

>> **实验内容** <<<

（一）大体标本

1. 支气管扩张症（bronchiectasis）

肺脏切面可见部分支气管管腔扩张，呈圆柱状或囊状，扩张的支气管黏膜显著增厚，呈灰白色（图 7-1）。周围肺组织萎陷，伴纤维化。

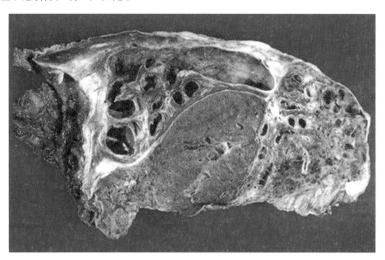

图 7-1 支气管扩张症

2. 肺气肿（emphysema）

肺叶弥漫性膨大、边缘变钝、质地松软、切面呈蜂窝状，肺膜下可见大小不等的囊腔（肺大泡）（图 7-2）。

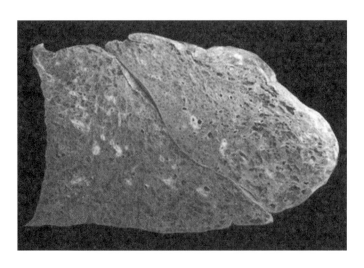

图 7-2 肺气肿

3. 大叶性肺炎（lobar pneumonia）

肺叶肿大，质实如肝，呈灰色，表面可见少量纤维素性渗出物，切面可见肺叶内有大片实变区，粗糙，灰白色（图 7-3）。

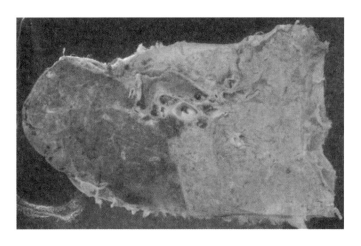

图 7-3 大叶性肺炎

4. 支气管肺炎（bronchopneumonia）

肺组织切面满布散在的灰白色实变区，呈小灶性，部分融合成较大的实变灶。病灶中心可见扩张的细小支气管（图 7-4）。

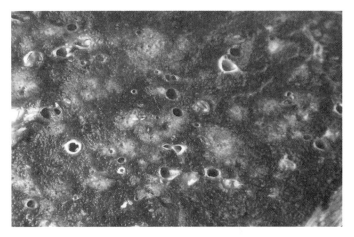

图 7-4 支气管肺炎

5. 肺硅沉着病（硅肺）（silicosis）

一侧肺组织，有大量炭末沉着；切面见硅结节针尖大，细砂粒状，色灰暗，弥漫，散在分布（图 7-5）。

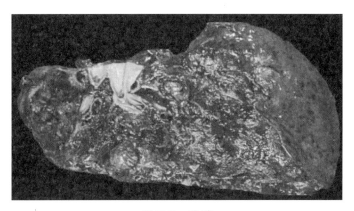

图 7-5 硅肺

6. 中央型肺癌（central type of lung carcinoma）

左肺剖面，于上叶近肺门处见一肿块，灰白色，与叶支气管密切相关。肿块部分向叶、段支气管腔内浸润、突起或挤压管腔（图 7-6）。

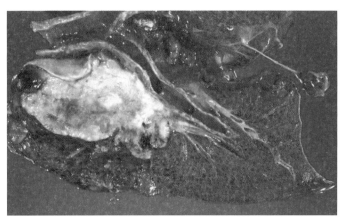

图 7-6 中央型肺癌

7. 周围型肺癌（peripheral lung carcinoma）

一叶肺组织，肺叶周边部见一圆形肿块，灰白色，边界不清，中央可见坏死（图 7-7）。

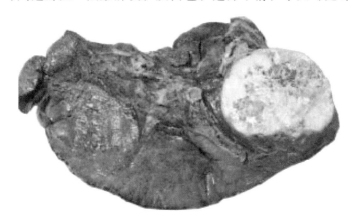

图 7-7　周围型肺癌

（二）切片观察

1. 大叶性肺炎（灰色肝变期）（lobar pneumonia, gray hepatization stage）

【肉眼观】　取材组织为部分肺组织，多数区域实变，失去细网状结构。

【低倍镜】　可见肺组织结构尚存，肺泡壁明显变窄，其内毛细血管呈贫血状态，肺泡腔内可见大量炎性渗出物，病变邻近的胸膜表面有纤维素渗出。

【高倍镜】　肺泡腔扩张，其内充满大量纤维素和中性粒细胞，以及少量巨噬细胞，肺泡间孔明显扩张，部分区域可见纤维素穿过肺泡间孔与邻近肺泡腔内的纤维素网相连（图 7-8）。

【观察要点】　肺组织大面积的实变，肺泡腔内以纤维素为主的大量的渗出物。

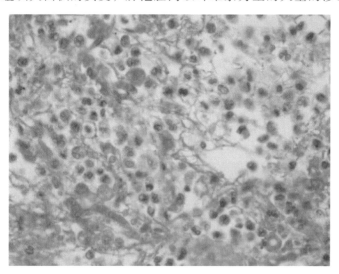

图 7-8　大叶性肺炎

2. 小叶性肺炎（lobular pneumonia）

【肉眼观】　取材组织为部分肺组织，可见较多散在的染色较深的实变区。

【低倍镜】　肺组织内血管扩张充血，可见弥漫散在的灶性病灶，其间的肺泡腔扩张（图 7-9）。

【高倍镜】　病灶中心可见细支气管，黏膜上皮细胞部分脱落坏死，腔内可见脓性分泌物，周围肺泡腔内可见大量中性粒细胞，少量巨噬细胞，浆液以及纤维素等，部分病灶内肺组织结构被破坏，形成小脓肿。病灶之间肺泡扩张，其中可见多少不等的浆液和中性粒细胞，肺泡壁毛细血管明显扩张充血。

【观察要点】　病变呈分散灶状分布，其间见大量中性粒细胞浸润并伴有不同程度的组织坏死。

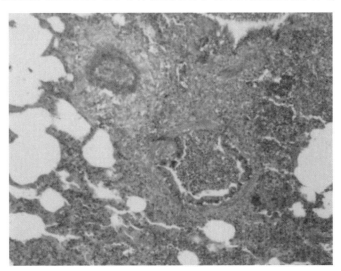

图 7-9　小叶性肺炎

3. 间质性肺炎（interstitial pneumonia）

【肉眼观】　肺组织呈细网状，深染，网格（肺泡壁）变厚，腔内较干净。

【低倍镜】　肺间质明显增厚，少数肺泡腔内可见少量炎性渗出物或红细胞漏出（图 7-10）。

【高倍镜】　肺泡壁和肺小叶间质血管扩张充血，有较多淋巴细胞、单核细胞等炎细胞浸润，部分肺泡腔内可见浆液和少量淋巴细胞渗出、红细胞漏出。

【观察要点】　肺泡腔病变一般不明显，主要见肺泡壁明显扩张淤血，增厚。

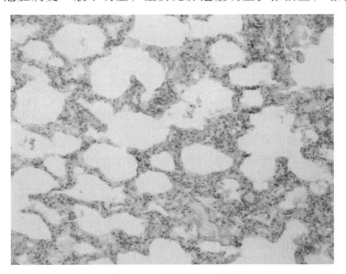

图 7-10　间质性肺炎图

4. 肺气肿（emphysema）

【肉眼观】　肺切面见部分肺组织扩张呈囊泡状。

【低倍镜】　部分肺泡管和肺泡囊以及肺泡腔明显呈囊状，细支气管壁增厚（图 7-11）。

【高倍镜】　肺泡间隔变薄，断裂，肺泡相互融合形成囊状结构，肺泡壁，毛细血管数量变少，细支气管壁可见大量慢性炎细胞浸润。

【观察要点】 肺泡间隔变薄，断裂，肺泡相互融合形成囊状结构。

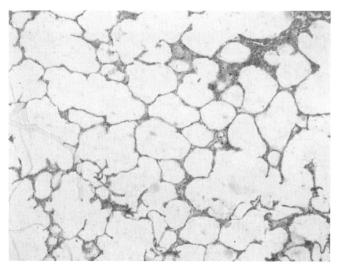

图 7-11 肺气肿

5. 硅肺（silicosis）

【肉眼观】 切面上有许多弥漫分布的圆形、椭圆形，直径为 0.2～0.5 mm 大小的结节状灶，灰白或灰黑色，境界清楚。

【低倍镜】 肺组织内可见硅结节形成以及弥漫性间质纤维化。其内可见较多成簇分布的、大小不等的黑色硅尘颗粒（图 7-12）。

【高倍镜】 硅结节内可见巨噬细胞、成纤维细胞、纤维细胞以及胶原纤维。成纤维细胞、纤维细胞和胶原纤维呈同心层状排列。

【观察要点】 肺组织内可见特征性的硅结节。

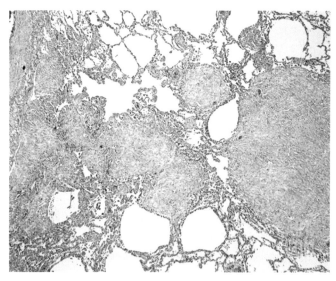

图 7-12 硅肺

6. 肺鳞癌 （lung squamous carcinoma）

【肉眼观】 肺组织大部已实变，其内可见索状或巢状分布的深染区域。

【低倍镜】　可见大部分肺组织已被巢状分布的肿瘤组织代替。癌细胞呈不规则条索状、巢状排列，与间质分界清楚。高分化鳞癌癌巢中央可出现层状红染的圆形或不规则形角化物，为角化珠或癌珠。分化较差的鳞状细胞癌，无角化珠。

【高倍镜】　癌细胞呈巢状排列，与间质分界清，癌细胞异型性明显，核分裂象多见，可见病理性核分裂象。高分化者，癌巢中可见角化珠和细胞间桥（图7-13）。

【观察要点】　癌细胞呈不规则条索状，巢状排列，与间质分界清楚。高分化者可见角化珠。

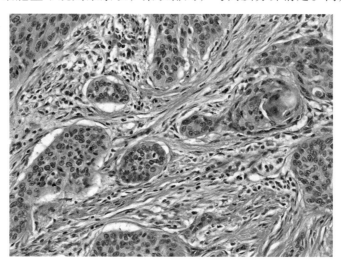

图 7-13　肺鳞癌

7. 支气管扩张（bronchiectasis）

【肉眼观】　可见管腔扩张的支气管分支，管壁增厚，腔内有分泌物。

【低倍镜】　肺组织基本结构尚存，细小支气管内可见少量分泌物，管腔明显扩张，管壁明显增厚（图7-14）。

【高倍镜】　部分支气管黏膜上皮脱落，部分区域有时可见鳞状上皮化生；黏膜上皮杯状细胞增多，固有层内黏液腺肥大增生；支气管壁炎性充血、水肿，慢性炎细胞浸润，管腔明显扩张，管壁各层可见纤维组织增生。

【观察要点】　支气管管腔明显扩张，部分支气管黏膜上皮脱落或鳞状上皮化生。

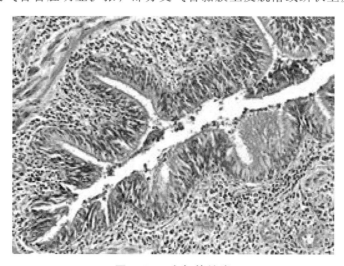

图 7-14　支气管扩张

8. 曲菌性肺炎（pulmonary aspergillosis）

【肉眼观】 切面上呈黄白色腐乳样结节，周围有充血带环绕和肺实变区。

【低倍镜】 肺组织内可见大片红染、无结构的坏死区。

【高倍镜】 结节性病灶是典型的肉芽肿，结节的中央为无结构坏死物，其中可见到短细分枝状的霉菌菌丝。坏死区周围为细胞性肉芽组织，主要有淋巴细胞和异物巨细胞，再外层为纤维结缔组织即普通肉芽组织（图7-15）。

【观察要点】 结节中央无结构坏死物中可见霉菌菌丝。

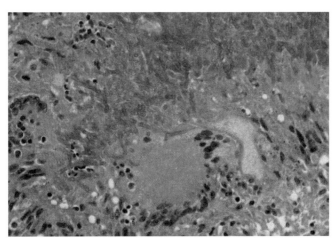

图7-15 曲菌性肺炎

9. 肺腺癌（adenocarcinoma of lung）

【肉眼观】 切片可见肺组织失去正常的细网状结构，部分肺组织深染、实变。

【低倍镜】 分化好者，癌细胞排成腺管状，大小不等，形态不一，排列不规则，癌细胞多层排列；分化差者，癌细胞不形成腺管状而呈实体状癌巢，与间质分界清楚。癌细胞突破黏膜层向深层浸润。

【高倍镜】 癌细胞表现不同程度的异型性，细胞大小不一，形态各异，排列紊乱，核大深染，病理性核分裂象多见（图7-16）。

【观察要点】 癌细胞与间质分界清楚，呈腺管状或实体状癌巢，癌细胞突破黏膜层向深层浸润。

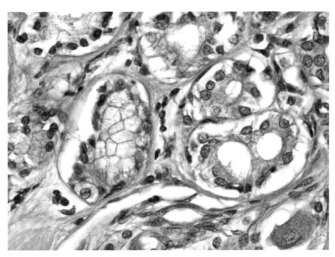

图7-16 肺腺癌

10. 肺小细胞癌（small cell carcinoma of lung）

【肉眼观】切片可见肺组织失去正常的淡染结构，部分肺组织深染。

【低倍镜】肺组织深染，呈实性片状、或巢状分布，与间质分界清楚。癌细胞排列紧密、形态相对均一。

【高倍镜】癌细胞小，常呈圆形或卵圆形，似淋巴细胞，但体积较大，也可呈梭形或燕麦形，胞质少，似裸核，癌细胞呈弥漫分布或呈片状、条索状排列，称燕麦细胞癌，有时也可围绕小血管形成假菊形团结构（图 7-17）。

【观察要点】　癌细胞与间质分界清楚，呈实性片状、或巢状分布。癌细胞小，常呈圆形或卵圆形，似淋巴细胞，也可呈梭形或燕麦形。

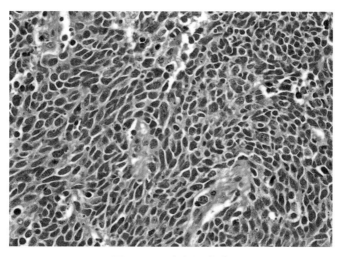

图 7-17　肺小细胞癌

▶▶ 临床病理讨论 ◀◀◀

患儿，男性，6 岁。主诉：咳嗽、咳痰伴气喘 7 天，加重伴精神萎靡 1 天。现病史：患儿于 9 天前因受凉后当天晚上出现咳嗽、咳痰，痰呈白色黏稠痰，同时伴有气喘，曾在当地诊所就诊，以"上呼吸道感染"而给予西药口服，病情无明显好转，痰逐渐转为黏液脓痰、脓性痰，同时伴有不规则发热。昨天起病情加重，呼吸困难明显，出现精神萎靡、活动减少、拒食而急诊入院。

病理检查：

体格检查：T 39 ℃，P150 次/分，R 32 次/分。精神萎靡，呼吸急促，面色苍白，鼻翼煽动，口唇发绀。两肺背侧下部可闻及湿性罗音及干罗音。心率 150 次/分，心音低钝，律齐。

实验室检查：WBC 26×10^9/L，分类：杆状核粒细胞 8%，中性分叶核粒细胞 75%，淋巴细胞 17%。

X 线胸片：左、右肺下叶见多发性小灶状阴影。

入院后给予抗生素及输液、降温等对症治疗，体温有所下降但全身缺氧逐渐加重，肺部湿性罗音非常明显，肝脏肿大，并出现昏迷，治疗无效死亡。

讨论题：

1. 你的诊断及诊断依据。

2. 预期本例的尸体解剖所见。

3. 本例的临床表现如何用病理变化来解释？

▷▷ **课程思政自读素材** ◁◁◁

陈薇院士：不用打针的吸入式新冠疫苗已获临床试验批件

2021 年 6 月 3 日报道：在今天举行的 2021 浦江创新论坛全体大会上，中国工程院院士、军事科学院研究员陈薇在报告中透露，一款不用打针的吸入式新冠疫苗已获得药物临床试验批件，有望给不愿意打针，又需要接种疫苗的人提供更多选择。

注射型疫苗是目前最常见的疫苗形态，但其实疫苗还可以通过别的方式来接种。陈薇院士表示，她和研究团队一直有一个"革命理想"就是研发出"双非"疫苗，即非注射非冷链的雾化吸入式疫苗。如今这一"革命理想"已经看到希望曙光，陈薇表示，团队已经于 2020 年 8 月最早发表了非注射疫苗的研究结果，并且于 2020 年 9 月 29 日在武汉开展临床试验。

非注射吸入式疫苗只需要传统注射疫苗 1/5 的剂量，而且不需要装瓶，若能实现量产，当前疫苗瓶的困境也能得到相应解决。同时常见的注射疫苗能提供的多为体液免疫和细胞免疫，而雾化的吸入疫苗，还可以提供黏膜免疫。这三个免疫同时作用，是新冠疫苗最理想的状态。该项目已经在 2021 年 3 月 23 日获得国家药品监督管理局药物临床试验批件，目前正申请进入紧急使用清单，将为那些不愿打针的人提供更多选择。

【思政内涵】 医者仁心；责任担当；科学创新。

▷▷ **参考资料** ◁◁◁

[1] 步宏. 病理学. 北京：人民卫生出版社，2018，182-207.

[2] Kumar，V.Cotran，R.S.Robbins，R.S.主编. 北京：北京大学医学出版社，2003，453-508.

[3] Westmaas JL，Brandon TH. 2004 Jul. Reducing risk in smokers. Curr Opin Pulm Med，10（4）：284-288.

[4] Chanin TD，Merrick DT，Franklin WA，Hirsch FR. 2004 Jul. Recent developments in biomarkers for the early detection of lung cancer: perspectives based on publications 2003 to present. Curr Opin Pulm Med，10（4）：242-247.

[5] 董郡. 病理学. 2 版. 北京：人民卫生出版社，1996，364-427.

[6] http://pathol.med.stu.edu.cn/pathol.

[7] http://library.med.utah.edu/WebPath/webpath.html.

[8] https://t.ynet.cn/baijia/30914304.html.

（孙静）

第八章

消化系统疾病

▶▶ 学习纲要 ◀◀◀

一、食　管

（一）正常形态结构

食管是一长约 25 cm 的肌性管道。食管有三个狭窄部，这三个狭窄部易滞留异物，也是食管癌的好发部位。食管的主要功能是运送食物入胃，其次有防止呼吸时空气进入食管，以及阻止胃内容物逆流入食管的作用。

（二）食管癌（carcinoma of the esophagus）

1. 概　述

食管黏膜上皮或腺体发生的恶性肿瘤。男性好发，发病年龄多在 40 岁以上。

2. 病　因

饮食因素、环境因素、遗传因素。

3. 病理变化

（1）早期癌：无明显临床症状，未侵犯肌层，无论是否存在淋巴结转移。
肉眼：黏膜轻度糜烂或呈颗粒状、微小的乳头状。
镜下：鳞癌多见。
*Barrett 食管：食管远段的鳞状上皮被柱状上皮所取代，是大部分食管腺癌的癌前病变。
（2）中晚期癌：出现进行性吞咽困难等临床症状。
大体：① 髓质型；② 蕈伞型；③ 溃疡型；④ 缩窄型。
镜下：鳞癌（90% 以上），腺癌次之。

4. 扩　散

（1）直接蔓延。
（2）转移：淋巴道转移和血道转移（肝、肺等）。

二、胃、十二指肠

（一）胃的正常形态结构

胃分为贲门、胃底、胃体和胃窦四部分，胃的总容量为 1 000 ~ 3 000 mL。

胃壁黏膜中含大量腺体，可以分泌胃液，胃液呈酸性，其主要成分有盐酸、钠、钾的氯化物、消化酶、黏蛋白等。胃液的主要作用是消化食物、杀灭食物中的细菌、保护胃黏膜以及润滑食物，使食物在胃内易于通过等。

（二）十二指肠的正常形态结构

十二指肠为小肠的起始段，长度为 25 ~ 30 cm。十二指肠呈 "C" 形弯曲，包绕胰头，可分为上部、降部、下部和升部四部分。其主要功能是分泌黏液、刺激胰消化酶和胆汁的分泌，为蛋白质的重要消化场所等。

（三）消化管壁的一般结构

消化管壁由内向外分别为黏膜、黏膜下层、肌层和外膜。

1. 黏 膜

$$黏膜层\begin{cases} 上皮：口腔、咽、肛管下部为复层扁平上皮；其余部分为单层柱状上皮 \\ 固有层：为纤维结缔组织，内含腺、血管、神经、淋巴管、淋巴组织等 \\ 黏膜肌层：由 1 ~ 2 层平滑肌构成。 \end{cases}$$

2. 黏膜下层

由疏松结缔组织构成，含有较大的血管、淋巴管和神经。十二指肠有黏膜下腺。

3. 肌 层

除口腔、咽、食管上 1/3 段和肛门外括约肌由骨骼肌构成，其余均为平滑肌。

4. 外 膜

咽、食管、直肠下段等处为纤维膜，其余为浆膜。

（四）急性胃炎（acute gastritis）

常见类型：急性刺激性胃炎，急性出血性胃炎，急性感染性胃炎。

（五）慢性胃炎（chronic gastritis）

1. 病因和发病机制

幽门螺杆菌感染；长期慢性刺激；十二指肠液返流对胃黏膜屏障的破坏；自身免疫性损伤。

2. 类型及病理变化

（1）非萎缩性胃炎（即慢性浅表性胃炎）：胃窦部常见。镜下：黏膜浅层固有层膜内淋巴细胞、浆细胞等慢性炎细胞浸润，但腺体保持完整，无萎缩性改变。

（2）慢性萎缩性胃炎：以胃黏膜萎缩变薄，黏膜腺体减少或消失并伴有肠上皮化生，固有膜内多量淋巴细胞、浆细胞浸润为特点。

（六）消化性溃疡病（peptic ulcer disease）

1. 病因及发病机制

幽门螺杆菌感染，黏膜抗消化能力降低（长期服用非甾体类抗炎药、吸烟等），胃液的消化作用，神经内分泌功能失调，遗传因素。

2. 好发部位

胃溃疡多见于胃小弯侧，愈近幽门愈多见，尤多见于胃窦部。十二指肠溃疡多见于球部的前壁或后壁。

3. 病理变化

大体：注意形态和大小。

镜下：四层结构——炎性渗出层、坏死组织层、肉芽组织层、瘢痕层。

4. 结局与合并症

愈合；出血，穿孔，幽门梗阻，癌变。

三、阑 尾

（一）正常形态结构

阑尾壁分四层，其特点为：

（1）腔小而不规则，上皮不完整，肠腺短而少。

（2）固有层中含有大量淋巴组织（次级淋巴小结和弥散的淋巴组织），常浸入黏膜下层。

（3）肌层很薄。

（4）外膜为浆膜。

（二）阑尾炎（appendicitis）

1. 病 因

细菌感染和阑尾腔阻塞。

2. 病 变

（1）急性阑尾炎

① 急性单纯性阑尾炎：病变限于阑尾黏膜或黏膜下层。阑尾轻度肿胀、浆膜面充血、失去正常光泽。黏膜上皮缺损，中性粒细胞浸润和纤维素渗出。黏膜下各层有炎性水肿。

② 急性蜂窝织性阑尾炎：急性化脓性阑尾炎。由单纯性阑尾炎发展而来。阑尾显著肿胀，浆膜高度充血，表面可见脓苔。阑尾壁各层均可见大量中性粒细胞弥漫浸润，并有炎性水肿及纤维素渗出。

③ 急性坏疽性阑尾炎：重型阑尾炎。阑尾呈暗红或黑色，常致穿孔→弥漫性腹膜炎或阑尾周围脓肿。

（2）慢性阑尾炎：由急性阑尾炎转变而来或开始即呈慢性经过。病变：阑尾壁不同程度纤维化及慢性炎细胞浸润等。

3. 临床表现

转移性右下腹部疼痛、体温升高、呕吐和中性粒细胞增多等表现。

4. 结局及合并症

多数急性阑尾炎经外科治疗，预后良好。并发症主要有急性弥漫性腹膜炎和阑尾周围脓肿等。

四、结肠、直肠

（一）正常形态结构

大肠为消化道的下段，包括盲肠、阑尾、结肠和直肠四部分。成人大肠全长 1.5 m，起自回肠，全程形似方框，围绕在空肠、回肠的周围。大肠的主要功能是进一步吸收水分和电解质，形成、储存和排泄粪便。结肠管壁除具有消化管的四层基本结构外，有自己的特点：

（1）无环行皱襞、无肠绒毛。
（2）大肠腺长而密，杯状细胞特别多。
（3）淋巴组织丰富，固有膜内有散在的孤立淋巴小结。
（4）外纵肌局部增厚形成结肠带。

（二）消化道常见肿瘤的比较（表 8-1）

表 8-1　消化道常见肿瘤的比较

		食管癌	胃癌	大肠癌
大体	突入管腔	蕈伞型	蕈伞型 息肉型	隆起型
	溃疡形成	溃疡型	溃疡型	溃疡型
	沿壁生长	髓质型 缩窄型	浸润型	浸润型 胶样型
镜下		鳞癌	腺癌	腺癌

五、肝　脏

（一）正常形态结构

肝表面被覆一层结缔组织被膜，于肝门处入肝将肝实质分隔成许多棱柱状的肝小叶。

1. 肝小叶

肝小叶 {
中央静脉：位于肝小叶中轴
肝细胞：以中央静脉为中心，向四周呈放射状排列，形成板状结构
胆小管：肝细胞之间的间隙，由肝细胞膜构成
肝血窦：肝板之间的间隙，内有肝巨噬细胞
窦周隙：肝血窦内皮细胞与肝细胞之间的间隙，内有贮脂细胞

2. 肝门管区

肝门管区 {
小叶间动脉：肝固有动脉的分支
小叶间静脉：门静脉的分支
小叶间胆管：胆小管出肝板后汇集而成

3. 肝汁的排泄途径

肝细胞分泌的胆汁经胆小管从肝小叶的中央流向周边，出肝小叶进入小叶间胆管，继而向肝门方向汇集，形成肝左、右管出肝，汇合成肝总管，再与胆囊管汇合形成胆总管，开口于十二指肠大乳头。

4. 肝的血液供应及回流

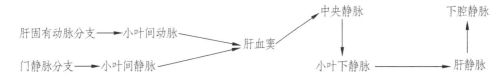

（二）病毒性肝炎（viral hepatitis）

病毒性肝炎是由肝炎病毒引起的，以肝实质细胞变性坏死为主要病变的一种传染病。已证实有甲型、乙型、丙型、丁型、戊型及庚型6种。我国乙型肝炎最多见，乙型肝炎与肝硬化、肝癌有密切关系。临床上常出现食欲不振、乏力、上腹部不适、肝区疼痛及肝肿大等症状。

1. 病因和发病机制

发病机制复杂，与机体的免疫状态有密切关系。

2. 各型肝炎的基本病变

（1）肝细胞变性

① 细胞肿胀：肝细胞肿大、胞质疏松、半透明，称为胞质疏松化。进一步发展肝细胞体积更加肿大，胞质几乎完全透明，称为气球样变。

② 嗜酸性变：肝细胞胞质水分脱失浓缩致肝细胞体积缩小，嗜酸性染色增强（红染）。胞核染色较深。

（2）肝细胞坏死

① 凋亡：由嗜酸性变发展而来，最终形成深红色浓染的圆形小体，称嗜酸性小体（凋亡）。

② 溶解性坏死：由严重的细胞水肿发展而来。根据坏死的范围和分布不同分为：点状坏死、碎片状坏死、桥接坏死、亚大块或大块坏死。

（3）炎细胞浸润

主要是淋巴细胞和单核细胞浸润于肝细胞坏死区或汇管区。

（4）再 生

① 肝细胞再生：坏死的肝细胞由周围的肝细胞通过直接或间接分裂再生而修复。再生的肝细胞可沿网状支架排列，若坏死严重，再生的肝细胞则呈团块状排列，称为结节状再生。

② 间质反应性增生：Kupffer细胞、间叶细胞和成纤维细胞增生。

③ 小胆管的增生：慢性且坏死较重的病例可见。

（5）纤维化

胶原纤维增多，发生肝纤维化。

3. 各型肝炎病变特点（表8-2）

表 8-2　各型肝炎病变特点

	急性普通型肝炎	慢性肝炎	急性重型肝炎	亚急性重型肝炎
肝细胞	广泛细胞水肿伴气球样变，肝细胞坏死（轻微）	病变轻重不一，连续动态。点状坏死→桥接坏死	大块坏死	大块坏死
炎细胞浸润	轻度	轻重→明显	淋巴细胞、巨噬细胞浸润	明显
纤维化	无	少量→明显（向小叶内伸展，分割小叶结构，有纤维间隔形成）	无	明显，并分割包绕再生肝细胞结节
网状支架	不塌陷	不塌陷或部分塌陷	塌陷，肝索解离	塌陷
肝细胞再生	少量	少量→明显（出现肝细胞不规则再生）	几乎无再生	明显不规则结节状再生
小叶结构	清楚	清楚→不清楚（晚期转变为肝硬化）	无	无
大体	体积肿大，质软	无明显变化或轻度肿大→表面光滑，少数表面呈颗粒状或结节状，质稍硬（早期肝硬化）	体积明显缩小，重量减轻（600～800 g），柔软、皱缩，又称急性黄色（或红色）肝萎缩	体积缩小，被膜皱缩，部分区域呈大小不一的结节状

（三）肝硬变（liver cirrhosis）

1. 病　因

病毒性肝炎，慢性酒精中毒，化学物质。

2. 三种病变

① 肝细胞弥漫性变性坏死；② 纤维组织增生；③ 肝细胞结节性再生。

3. 二个改建

① 肝小叶结构；② 血液循环途径。

4. 二组症状

① 门脉高压症；② 肝功能不全。

5. 三种分型

小结节性肝硬化、大结节性肝硬化、混合结节性肝硬化。

6. 病理变化

大体：早、中期肝体积正常或稍增大，质地正常或稍硬。后期肝体缩小，重量减轻，表面和切面呈结节状，结节周围有灰白色纤维组织条索或间隔包绕。

镜下：形成假小叶，假小叶形态特点：

① 假小叶内肝细胞排列紊乱，可有变性、坏死和再生的肝细胞。

② 再生肝细胞体积较大、核大、染色较深，或有双核。

③ 小叶中央静脉缺如、偏位或两个以上。

④ 假小叶外周被纤维间隔包绕。内有炎细胞浸润和小胆管增生。

7. 临床病理联系

门脉高压症：① 慢性淤血性脾肿大。② 腹水。③ 侧枝循环形成：胃底-食管下段静脉丛曲张，为常见死亡原因。④ 胃肠淤血、水肿。

肝功能障碍：① 蛋白质合成障碍。② 出血倾向（肝脏合成凝血因子减少及脾肿大、脾功能亢进，加强对血小板的破坏）。③ 胆色素代谢障碍：黄疸为肝细胞性黄疸。④ 对激素的灭活作用减弱（肝脏对雌激素的灭能作用减弱，导致雌激素增多），出现：男性乳腺发育、睾丸萎缩、蜘蛛状血管痣，肝掌，女性月经紊乱。⑤ 肝性脑病，为最严重的后果。

（四）原发性肝癌（Primary carcinoma of liver）

由肝细胞或肝内胆管上皮细胞发生的恶性肿瘤。根据组织学来源和特点分为三型：肝细胞癌（90%以上）、胆管上皮癌、混合细胞型肝癌。

1. 病　因

（1）肝炎病毒：乙型肝炎和丙型肝炎与肝癌有密切关系。

（2）肝硬化：尤其 HBV 引起的肝硬化。

（3）酒精。

（4）真菌及其毒素：黄曲霉菌 B1 与肝细胞癌密切相关。

2. 病　变

肉眼类型：小肝癌型（单个癌结节直径 < 3 cm 或 2 个癌结节直径的总和 < 3 cm）；多结节型（最多见）；弥漫型（最少见）；巨块型（直径多 > 10 cm）。

3. 蔓延和转移

肝癌首先在肝内直接，后发生淋巴道转移、血道转移和种植性转移。

六、胆　囊

（一）正常形态结构

胆囊（gallbladder）具有储存和浓缩胆汁，并调节胆管内压及排放胆汁的作用。胆囊壁是由黏膜、平滑肌、外膜构成。胆囊没有黏膜肌层和黏膜下层。表面上皮层由柱状上皮构成，其下为基底膜。上皮常形成分支状的皱襞。皱襞中心由固有膜构成。皱襞的高度和宽度可有很大的变异。上皮细胞胞质透明呈淡嗜酸性，近管腔缘常有小泡。细胞核规则，呈卵圆形，位于基底部。偶可见窄柱状细胞。基底细胞罕见，位于基底膜上并与基底膜平行。管泡状黏液腺仅见于胆囊颈部。由立方上皮或低柱状上皮细胞构成。在正常胆囊中无胃黏膜或肠黏膜化生。

（二）胆囊炎（cholecystitis）

1. 病　因

本病多由细菌引起，且多有胆汁瘀滞作为发病的基础。

2. 病 变

（1）急性胆管炎和胆囊炎，病变表现为：

① 黏膜充血水肿。

② 上皮细胞变性、坏死脱落。

③ 管壁内不同程度的中性粒细胞浸润。

（2）慢性胆管炎和胆囊炎，多由急性者反复发作迁延而来，病变表现为：

① 胆管及胆囊黏膜多发生萎缩。

② 各层组织中均有淋巴细胞、单核细胞浸润和明显纤维化。

七、胰腺疾病

胰腺分内分泌部和外分泌部。

（一）胰腺炎（pancreatitis）

1. 急性胰腺炎（病理类型及其病变特点）

（1）急性水肿性（间质性）胰腺炎

① 胰腺肿大变硬。

② 间质充血水肿。

③ 中性粒细胞浸润。

（2）急性出血坏死性胰腺炎

大体：

① 胰腺肿大，质软，呈暗红色，小叶结构模糊。

② 表面及切面均可见到灰白色斑点状或小点状脂肪坏死灶。

镜下：

① 胰腺组织呈大片凝固性坏死，部分腺泡已消失，有较多中性粒细胞浸润。

② 间质内明显水肿，大量中性粒细胞及纤维蛋白渗出。

③ 小血管壁坏死，腔内常见血栓形成。

④ 脂肪组织亦有坏死。

临床病理联系：

① 休克：剧烈疼痛、出血、水电紊乱。

② 腹膜炎。

③ 酶的改变：血、尿中淀粉酶及酯酶增高。

④ 血清离子改变：钙、钾、钠离子水平下降。

2. 慢性胰腺炎

（1）病因：急性胰腺炎反复发作、胆道疾病、慢性酒精中毒。

（2）病理改变：

① 胰腺缩小变硬，结节状。

② 腺泡萎缩，纤维组织增生。

③ 淋巴细胞、浆细胞浸润。

（二）胰腺癌（carcinoma of pancreas）

1. 概　述

胰腺癌在消化系统癌中较为少见。患者年龄多在 40～70 岁，男多于女。

2. 病　变

（1）胰腺癌可发生于胰腺的头、体、尾部或累及整个胰腺，但以胰头部最多。

（2）肉眼：胰腺癌的大小和外形不一，呈圆形或卵圆形。边界有的分明，有的弥漫浸润与邻近胰腺组织难以分辨。有的呈凹陷硬块状埋在胰腺之中，活检时需深取组织方能查出。有的甚至在开腹探查时，肉眼上仍很难与慢性胰腺炎时增粗变硬的胰腺相鉴别。

（3）镜下：导管型腺癌（85% 以上），囊腺癌，黏液癌，实性癌。

3. 扩散转移

胰头癌早期可直接蔓延到邻近组织如胆管与十二指肠，稍后即转移至胰头旁及总胆管旁淋巴结，肝内转移常见。远处转移至肺、骨。

4. 临床病理联系

胰头癌表现为无痛性黄疸。胰体尾部癌常发生深部疼痛、脾肿大。

▶▶ **实验内容** ◀◀◀

（一）标本观察

1. 急性重型肝炎（acute severe hepatitis）

标本为肝脏剖面（图 8-1）。体积显著缩小，边缘变锐，被膜皱缩，质软，失去肝脏正常张力。

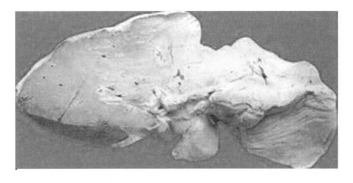

图 8-1　急性重型肝炎

2. 亚急性重型肝炎（subacute severe hepatitis）

标本为肝脏剖面，呈黄褐色（图 8-2）。表面及切面均可见较小的黄褐色结节，散在分布。直径为 0.1～0.5 cm（亚急性黄色肝萎缩）。结节周围可见纤维结缔组织增生，质略硬。

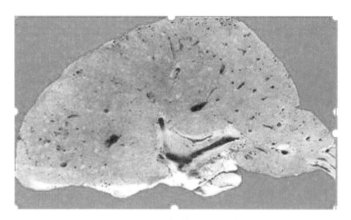

图 8-2　亚急性重型肝炎

3. 门脉性肝硬变（portal cirrhosis）

肝脏体积缩小，质硬，表面及切面均呈结节状（图 8-3）。结节大小较一致，直径为 0.1 ~ 0.7 cm，灰白或灰黄色，分布弥漫、均匀，周围由较细的纤维条索包绕。

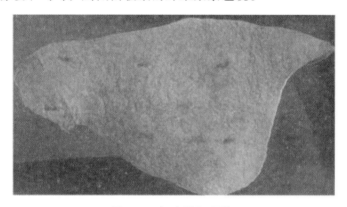

图 8-3　门脉性肝硬化

4. 坏死后性肝硬变（postnecrotic cirrhosis）

标本部分肝脏。体积缩小，质硬。表面及切面均呈结节状（图 8-4）。结节大小不一，直径为 0.1 ~ 1.6 cm，纤维间隔显著增宽，且宽窄不一。

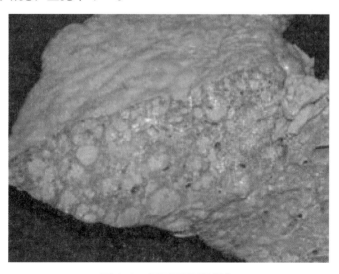

图 8-4　坏死后性肝硬化

5. 食管静脉曲张（esophageal varices）

标本为食管一段（图 8-5），已剪开，黏膜面见静脉怒张、充血，纡曲，以下段较明显，伴糜烂。

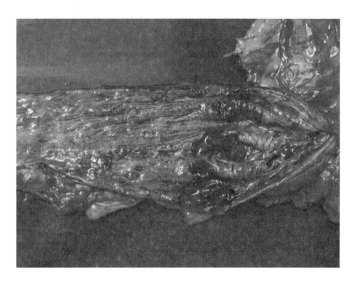

图 8-5　食管静脉曲张

6. 食管癌（溃疡型）［esophageal carcinoma（ulcerating form）］

标本均为切除之食管一段（图 8-6）。黏膜面见见一溃疡型肿物，深达肌层，底部凹凸不平。

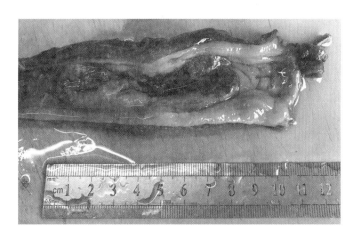

图 8-6　食管癌

7. 胃癌（溃疡型）［carcinoma of stomach（ulcerating form）］

胃黏膜面见一巨大溃疡型肿物（图 8-7），不规则，边缘不规则隆起，伴出血、坏死。切面见癌组织灰白色，已破坏肌层，胃壁局限性增厚，层次不清。

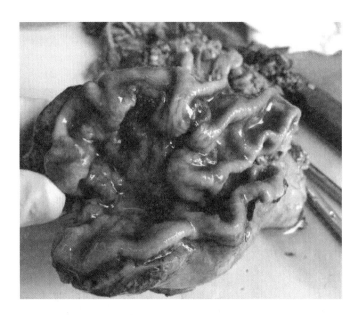

图 8-7　胃癌（溃疡型）

8. 肝癌（巨块型）（massive-type hepatocarcinoma）

标本为肝脏剖面（图 8-8）。有一巨大瘤块，几乎占右叶之绝大部分，切面呈灰白色或灰红色，边缘分界尚清。部分区域有灶性坏死。正常肝组织未见肝硬化基础病变。

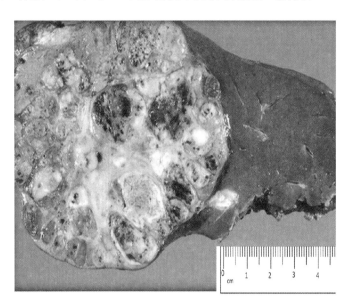

图 8-8　肝癌（巨块型）

9. 肝癌（结节型）[hepatocarcinoma（nodular form）]

标本为肝脏剖面（图 8-9），切面散布着许多结节状肿物，大小不一，直径为 0.3～4.0 cm，灰白色，伴出血、坏死。

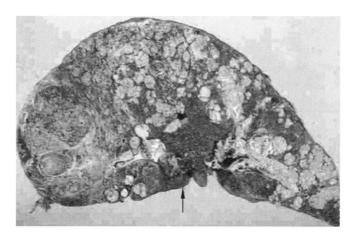

图 8-9　肝癌（结节型）

10. 直肠癌（息肉型）[carcinoma of rectum（polypoid type）]

直肠黏膜面见息肉状肿块向腔内突起，表面粗糙，略呈菜花状，肿块距齿状线在 2 cm 内（图 8-10）。

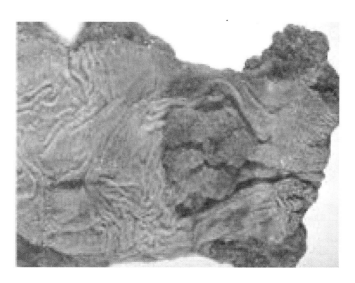

图 8-10　直肠癌（息肉型）

11. 结肠癌，溃疡型（carcinoma of colon，ulcerative type）

标本于黏膜面均见一较大溃疡型肿物，边缘不规则隆起，表面出血坏死（图 8-11）。

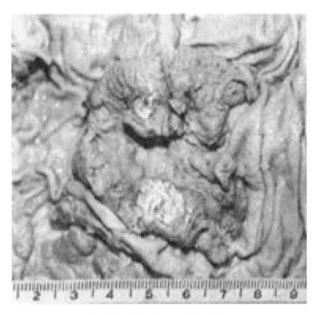

图 8-11　直肠癌（溃疡型）

（二）切片观察

1. **胃黏膜肠化生（intestinal metaplasia of gastric epithelium）**

【肉眼观】　部分胃壁组织，表面可见蓝染的黏膜层及其下红染、较薄的黏膜肌层，黏膜下层、肌层、浆膜层均可见。

【低倍镜】　病变区的黏膜萎缩变薄，部分腺体变短小，数目明显减少。

【高倍镜】　黏膜层中主细胞及壁细胞显著减少，固有腺萎缩、减少或消失，腺体中出现了杯状细胞或潘氏细胞；间质纤维组织增生，有较多的炎细胞浸润（图 8-12）。

【观察要点】　胃黏膜出现杯状细胞。

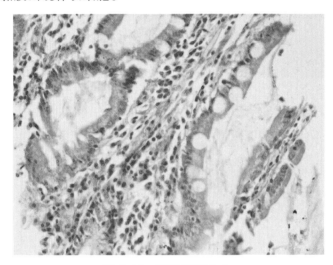

图 8-12　胃黏膜肠化生

2. **直肠腺癌（rectal carcinoma）**

【肉眼观】　可见部分肠壁组织，可见部分黏膜层增厚、深染，并浸润至黏膜下层、肌层，致使管壁结构紊乱。

【低倍镜】　黏膜面可见部分正常黏膜及大量排列不规则的肿瘤组织，并向黏膜下浸润，癌组织形成大小不等、形态不一的腺样巢状结构，腺腔大小不一，形态不一，有共壁和背靠背现象。

【高倍镜】　腺体排列紊乱，癌细胞形态不一，细胞层次增多，极向紊乱，排列成多层，异型性明显，癌细胞排列成筛网状或条索状；核大，深染，核/质比例失调；核分裂多，可见病理性核分裂（图 8-13）。

【观察要点】　细胞形态和组织结构异型性明显。并可见向深层浸润现象。

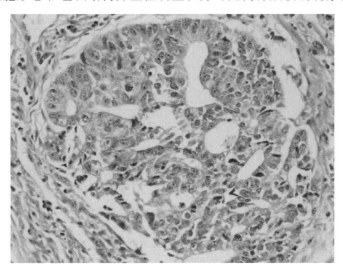

图 8-13　直肠腺癌

3. 胃黏液癌（colloid carcinoma of stomach）

【肉眼观】　切片为部分胃壁组织，可见表面黏膜，黏膜下层及肌层、外膜等结构。

【低倍镜】　癌细胞可形成腺样结构或弥漫分布，黏液可聚集于腺腔内或大量溢入间质形成"黏液湖"，癌细胞散在"湖"中。

【高倍镜】　癌细胞根据分化程度而显示不同程度的异型性，细胞可呈柱状排列多层，亦可呈印戒形，癌细胞质中黏液核推至边缘使细胞似指环状（称印戒细胞）。细胞核大小、形态不一，可见病理性核分裂象（图 8-14）。

【观察要点】　大部分癌细胞有黏液分泌。

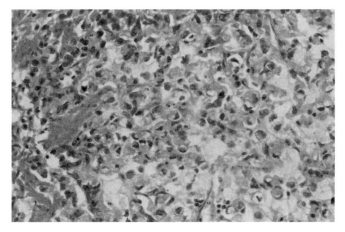

图 8-14　胃黏液癌

4. 急性普通型肝炎（acute viral hepatitis in common type）

【肉眼观】 取材组织为部分带被膜的肝组织。

【低倍镜】 肝细胞广泛水肿，坏死轻微；肝细胞肿胀排列拥挤，肝窦受压变窄；汇管区炎细胞浸润。图中较大腔隙多为肝内静脉血管，其内有红染的血浆及红细胞。

【高倍镜】 肝细胞体积变大（图 8-15），胞质疏松化和气球样变；肝细胞点状坏死；肝细胞嗜酸性变并可见嗜酸性小体；汇管区浸润的炎细胞主要为淋巴细胞和单核细胞。

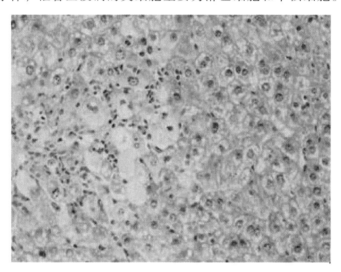

图 8-15　急性普通型肝炎

5. 慢性肝炎（chronic hepatitis）

【肉眼观】 肝组织中可见较多散在分布的灶性淡染区，为纤维化区域。

【低倍镜】 肝细胞变性坏死较广泛，肝小叶内有碎片状或桥接坏死（图 8-16）。

【高倍镜】 肝小叶界板的肝细胞呈碎片状坏死，界板破坏；汇管区之间、小叶中央静脉与汇管区之间或两个中央静脉之间出现肝细胞坏死带，即桥接坏死。坏死灶内见较多慢性炎细胞浸润。

【观察要点】 出现碎片状坏死和桥接坏死。

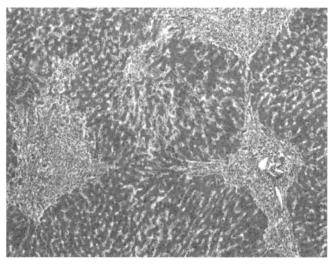

图 8-16　慢性肝炎

6. 急性重型肝炎（acute severe hepatitis）

【肉眼观】 取材组织为部分肝组织，可见小灶、染色较淡的区域（坏死），并可见一些裂隙样结构，为部分血管或肝内胆管。

【低倍镜】 肝组织呈现广泛性大块坏死（图 8-17），累及肝小叶大部，仅小叶边缘残存少量肝细胞；小叶内及汇管区有较多炎细胞浸润；肝窦扩张充血、出血，不见再生结节。

【高倍镜】 肝索解离，核固缩、核碎裂、核溶解的肝细胞多见，呈现弥漫性的大块坏死；汇管区及肝细胞坏死处有巨噬细胞、淋巴细胞及少量中性粒细胞浸润。部分吞噬细胞内可见细胞碎片及脂褐素。

【观察要点】 大块坏死，无再生现象。

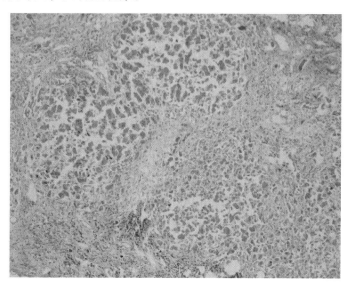

图 8-17 急性重型肝炎

7. 亚急性重型肝炎（subacute severe hepatitis）

【肉眼观】 为部分肝组织，其内可见散在结节样结构。

【低倍镜】 既有大片的肝细胞坏死，又有肝细胞的结节状再生。小叶周边有较多纤维组织增生（图 8-18）。

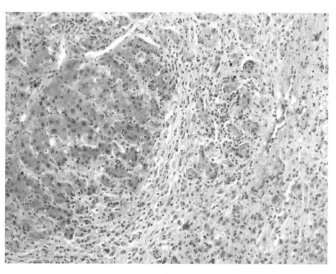

图 8-18 亚急性重型肝炎

【高倍镜】 肝细胞亚大块坏死，坏死区网状纤维支架塌陷、纤维化，残存的肝细胞再生时失去依托呈不规则的结节状，肝小叶失去原有的结构。小叶内和汇管区均可见明显的炎细胞浸润。小叶周边部小胆管增生。肝窦、肝细胞内及汇管区小胆管内均可见较多瘀胆。

【观察要点】 亚大块坏死，出现再生结节。

8. 门脉性肝硬化（portal cirrhosis）

【肉眼观】 取材组织为部分肝组织，其内可见数个大小不一的、直径在 1～2 mm 的、散在的染色较深的结节。

【低倍镜】 正常肝小叶结构破坏，由大小不等、圆形或椭圆形肝细胞团（假小叶）组成；假小叶周边围绕以较多的纤维组织，其中有淋巴细胞浸润及小胆管增生（图 8-19）。

【高倍镜】 假小叶特点：肝细胞索排列紊乱，部分肝细胞变性坏死并可见再生肝细胞；中央静脉缺如、偏位或有两个以上的中央静脉；部分假小叶内见有汇管区。假小叶周围可见较多增生的纤维组织及慢性炎细胞浸润，并可见较多增生的小叶间胆管或假胆管存在。

【观察要点】 出现典型的假小叶。

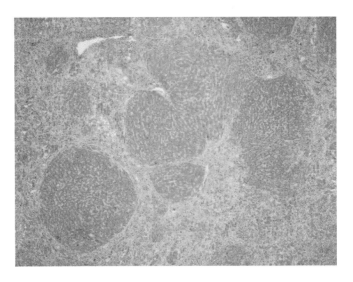

图 8-19 门脉性肝硬化

9. 原发性肝癌（primary carcinoma of liver）

【肉眼观】 肝组织内可见结节状生长的，深染的肿瘤组织。

【低倍镜】 癌细胞排列呈小梁状，似肝细胞索，呈结节样外观，小梁间为血窦；癌细胞染色深。

【高倍镜】 癌细胞呈多边形（图 8-20），胞质丰富，颗粒状，嗜酸性，核大深染，核浆比增大；分化差者癌细胞异型性明显，可见明显的病理性核分裂象，常有巨核及多核瘤细胞，少数癌细胞胞质内可见胆色素。

【观察要点】 癌细胞异型性显著。呈团状、索状排列，可见坏死及病理学核分裂象。

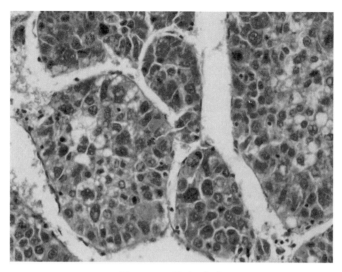

图 8-20　肝细胞癌

▷▷ 临床病理讨论 ◁◁◁

张某，男，52 岁，农民。浮肿、腹胀 3 个月，近一周加重。现病史：患者于 4 年前罹患肝炎，屡经治疗，反复多次发病。近两年全身疲乏，不能参加劳动，并有下肢浮肿。近 3 月腹部逐渐膨胀，一周前因过度劳累同时大量饮酒，腹胀加重。患难与共者食欲不振，大便溏泻，每日用 3～4 次，小便量少而黄。既往史：患者常年嗜酒，除 4 年前罹患肝炎外无其他疾病。

病理检查：

体格检查：面色萎黄，巩膜及皮肤轻度黄染，颈部两处有蜘蛛痣，心肺未见异常。腹部膨隆，腹围 93 cm，有中等腹水，腹壁静脉曲张，肝脏于肋缘下未触及，脾大在左肋缘下 1.5 cm。下肢有轻度浮肿。

实验室检查：RBC 3.27×10^{12}/L，Hb 70 g/L；血清总蛋白 52.3 g/L，白蛋白 24.2 g/L，球蛋白 28.1 g/L，黄疸指数 18 单位，谷丙转氨酶 102 单位。

X 线食管静脉造影提示食管下段静脉曲张。

讨论题：

1. 病人为什么会出现腹壁静脉和食管下静脉曲张？请用病理学知识解释。

2. 本例患者的黄疸、腹水、浮肿、脾大怎么产生的？

3. 本例肝脏可能出现哪些大体及镜下改变？

▷▷ 课程思政自读素材 ◁◁◁

喝细菌求真相的科学狂人——巴里·马歇尔

1981 年，巴里·马歇尔在皇家佩思医院读内科医学研究时遇到了病理学家罗宾·沃伦。他们以 100 例接受胃镜检查及活检的胃病患者为对象进行研究，最终证明了幽门螺旋杆菌的存在确实与胃炎相关。此外，他们还发现，这种细菌还存在于所有十二指肠溃疡患者、大多数胃溃疡患者和约一半胃癌患者的胃黏膜中。

1982 年，他们提取了幽门螺旋杆菌的初始培养体，并发展了关于胃溃疡与胃癌是由幽门螺旋杆菌引起的假说。而之前，主流学说认为胃溃疡主要是由于压力、刺激性食物和胃酸过多引起的。他们提出的"细菌引起胃溃疡"的说法直接挑战了当时的主流观点——"消化性溃疡是由情绪性的压力及胃酸引起，只能够以重复的制酸性药物疗程来治疗"。

1984 年的某一天，马歇尔吞服了含有大量幽门螺杆菌的培养液，试图让自己患上胃溃疡。5 天后，冒冷汗、进食困难、呕吐、口臭等症状接踵而来，在胃镜检查时发现，自己的胃黏膜上果然长满了这种"弯曲的细菌"，而穿过胃壁而出的白细胞正努力吃掉并杀死那些幽门螺杆菌——这就是造成胃溃疡的原因。当人们惊呼这种"疯狂举动"的同时，也逐渐认同了幽门螺杆菌才是导致消化性溃疡的罪魁祸首。

幽门螺杆菌及其作用的发现，纠正了当时已经流行多年的人们对胃炎和消化性溃疡发病机理的错误认识，被誉为是消化病学研究领域的里程碑式的革命。

2005 年，这项具有划时代意义的假说又经过了 11 年的考验，巴里·马歇尔和罗宾·沃伦于 2005 年获得了诺贝尔奖。正如诺贝尔奖评审委员会所说："幽门螺杆菌的发现加深了人类对慢性感染、炎症和癌症之间关系的认识。

【思政内涵】 科学精神；责任担当；关爱生命。

▶▶ 参考资料 ◀◀◀

[1] 李继承，曾园山. 组织学与胚胎学. 9 版. 北京：人民卫生出版社，2018.

[2] http://jpkc.gdmc.edu.cn/blx.

[3] http://pathol.med.stu.edu.cn/pathol.

[4] http://library.med.utah.edu/WebPath/webpath.html.

[5] 步宏，李一雷. 病理学. 9 版. 北京：人民卫生出版社，2018.

[6] https:// www. suseng.cn /9001.html.

（刘馨莲）

第九章

泌尿系统疾病

一、肾

（一）被　膜

被膜为肾纤维膜，由致密结缔组织和平滑肌构成。

（二）肾　门

肾门内有肾窦，窦内有肾盂、肾大盏、肾小盏及肾动脉、肾静脉、输尿管、神经、淋巴管等。

（三）实　质

实质分皮质和髓质。

1. 皮　质

皮质色深，位于肾外周，其可向髓质深入形成肾柱。

2. 髓　质

髓质色浅，位于肾深部的肾柱之间，呈锥体形，称肾锥体。锥底朝外凸起与皮质相连，锥尖呈乳头状，称肾乳头，其伸入肾小盏。每个肾由 16～18 个肾锥体构成。

二、肾小球肾炎

（一）病因和发病机理

（1）循环免疫复合物沉积：抗原是非肾小球性的，也可以是外源性的。
（2）原位免疫复合物沉积：抗肾小球基膜抗体引起的肾炎，Heymann 肾炎。
（3）肾小球损伤及疾病：补体-白细胞介导的机制，抗肾小球抗体的作用，炎性介质的作用。

（二）临床表现

1. 急性肾炎综合征

起病急，常突然出现血尿、程度不同的蛋白尿、少尿、水肿、高血压，肾小球滤过率降低。

2. 快速进行性肾炎综合征

突然或逐渐出现血尿、少尿、蛋白尿、贫血，快速进展为肾功能衰竭。

3. 肾病综合征

表现为大量蛋白尿、严重水肿、低蛋白血症，并常有高脂血症。

4. 无症状性血尿或蛋白尿

起病缓慢或急骤，常表现为肉眼或镜下血尿，可伴有轻度蛋白尿。一般没有其他肾炎症状。

5. 慢性肾炎综合征

起病缓慢，逐渐发展为慢性肾功能不全，可伴有蛋白尿、血尿和高血压。

（三）原发性肾小球疾病的病理类型（表 9-1）

表 9-1　原发性肾小球疾病的病理类型

类型	临床表现	病理特点			
		大体	光镜	电镜	免疫荧光
弥漫性毛细血管内增生性小球肾炎	急性肾炎综合征	大红肾、蚤咬肾	弥漫性系膜细胞和内皮细胞增生	GBM 和系膜区颗粒状，IgG 和 C3 沉积	上皮下驼峰状沉积物
快速进行性肾小球肾炎	快速进行性肾炎综合征	体积增大，色苍白；皮质表面可有点状出血	新月体形成	线性 IgG 和 C3；颗粒状沉积物；阴性或极弱	无沉积物；沉积物；无沉积物
微小病变性肾小球病	肾病综合征	肾肿胀，体积较大，色苍。切面可见黄色条纹	肾小球正常，肾小管脂质沉积	阴性	上皮细胞足突消失无沉积物
膜性肾小球病	肾病综合征	大白肾	弥漫性 GBM 增厚，钉突	基膜颗粒状 IgG 和 C3	上皮下沉积物 GBM 增厚
弥漫性硬化性肾小球肾炎	慢性肾炎综合征	颗粒性固缩肾	肾小球玻璃样变、纤维化、硬化	因肾炎起始类型而异	因肾炎起始类型而异

三、肾小管-肾间质炎症

肾盂肾炎是由细菌感染引起的主要累及肾盂、肾间质和肾小管的化脓性炎症。女多于男（9～10 倍）。

1. 急性肾盂肾炎（acute pyelonephritis）

急性肾盂肾炎是细菌感染引起的以肾盂、肾间质和肾小管为主的急性化脓性炎症。

（1）病因和发病机制。

① 下行性性感染：少见。败血症、感染性心内膜炎 → 细菌栓塞于肾小球或肾小管周围毛细血管。两侧肾可同时受累。金黄色葡萄球菌多见。

② 上行性感染：常见。膀胱炎、尿道炎 → 输尿管或输尿管周围淋巴管 → 肾盂 → 肾盏、肾间质。病变累及一侧或双侧肾脏。大肠杆菌多见。

（2）合并症：肾乳头坏死、肾盂积脓、肾周围脓肿。

（3）临床病理联系：全身症状：寒战、高热、白细胞增多。泌尿道症状：脓尿、菌尿、管型尿及血尿和膀胱刺激症。

（4）结局：一般预后好，但可复发。

2. 性肾盂肾炎（chronic pyelonephritis）

（1）概述：由急性肾盂肾炎因未及时治疗或者治疗不彻底；尿路梗阻未完全解除；或者存在膀胱输尿管返流，反复发作而转为慢性。

（2）临床病理联系：急性发作时与急性肾盂肾炎相似症状。多尿、夜尿；低钠、低钾、代谢性酸中毒；高血压；肾功能不全。X 线肾盂造影显示肾脏不对称性缩小，肾盂、肾盏变形。

四、肾脏肿瘤

（一）肾细胞癌（renal cell carcinoma）

1. 概　述

肾细胞癌最常见的肾脏恶性肿瘤，占 80%～85%，多见于中老年，男性多见。

2. 病　因

（1）烟草：是引起肾癌的重要因素，据统计吸烟者肾癌的发生率是非吸烟者的两倍。

（2）其他危险因素：肥胖、高血压、接触石棉、石油产物、重金属和遗传因素等。

3. 病理变化

（1）肉眼观：肾的两极（上极更为多见）。实质，圆形，直径为 3～15 cm，肿瘤分界清楚，有假包膜。切面：淡黄、灰白、出血、坏死、软化或钙化，常表现为红、黄、灰、白等多彩性。

（2）镜下观：透明细胞癌为最常见的类型，占肾细胞癌的 70%～80%。癌细胞体积大，边界清楚，呈多角形，胞质清亮透明（因含脂质和糖原制片时被溶解）；癌细胞排列呈条索状、片巢状、腺管状；间质少，血管非常丰富；部分区域伴坏死及玻变。

4. 临床病理联系

（1）具有诊断意义的三个典型症状：无痛性血尿、肾区肿块、腰痛。

（2）副肿瘤综合征：红细胞增多症、高钙血症（甲状旁腺样激素）等。

5. 转　移

（1）血行转移：肺、骨。

（2）淋巴结转移：肾门及主动脉旁淋巴结。

（二）肾母细胞瘤（nephroblastoma；Wilms'tumor）

1. 概　述

起源于后肾胚基组织，多见于 1～4 岁的小儿。

2. 病理改变

（1）肉眼观：常为单侧，少数为双侧。肿瘤成球形，界线清楚，压迫周围肾组织形成假包膜。切面多彩样：灰白色、鱼肉状，常有钙化、出血、坏死等。

（2）镜下观：为幼稚的肾小球、肾小管样结构。可出现鳞状上皮分化。间质细胞可为梭形细胞，还可见横纹等成分。

（3）临床表现：腹部肿块、腹痛、肠梗阻、血尿等。

五、膀　胱

膀胱（bladder）（空虚状态）：分黏膜、肌层和外膜。黏膜突向管腔形成许多皱襞。

黏膜：上皮为变移上皮，有 8～10 层上皮细胞。表层细胞大，呈矩形，有的细胞含双核。固有层由细密结缔组织构成。

肌层：较厚，由平滑肌组成，排列成内纵、中环和外纵三层。因各层肌纤维相互交错，故分界不清。

外膜：为疏松结缔组织，仅膀胱顶部为浆膜。

六、膀胱移行细胞癌

1. 概　述

膀胱移行细胞癌（transitional cell carcinoma of bladder）是泌尿道中最常见的恶性肿瘤，发生年龄为 50～70 岁（男女之比约为 3：1）。

2. 病理改变

（1）肉眼观：好发于膀胱侧壁及三角区近输尿管开口处。乳头状、息肉状或扁平斑块状。
（2）镜下观：癌细胞异型性明显，核分裂象较多，可有病理性核分裂象。

3. 临床病理联系

无痛性血尿。膀胱刺激症。阻塞输尿管开口 → 肾盂肾炎、肾盂积水、肾盂积脓等。

▶▶ 实验内容 ◀◀◀

（一）标本观察

1. 急性弥漫性增生性肾小球肾炎（acute diffuse proliferative glomerulonephritis）

肾脏轻到中度肿大，包膜紧张，表面光滑、充血，有散在栗性大小出血点，切面见皮质增厚，皮质与髓质分界较清楚（图 9-1）。

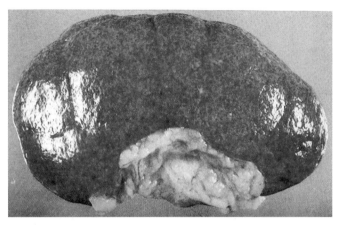

图 9-1 急性弥漫性增生性肾小球肾炎

2. 快速进行性肾小球肾炎（rapidly progressive glomerulonephritis，RPGN）

双侧肾脏肿大，色苍白；切面皮质常有点状出血（图 9-2）。

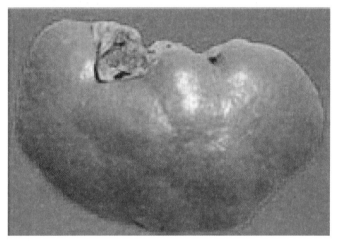

图 9-2 快速进行性肾小球肾炎

3. 慢性肾小球肾炎（颗粒性固缩肾）（chronic glomerulonephritis）

两侧肾脏对称性缩小，表面呈弥漫性细颗粒状，称为继发性颗粒性固缩肾（图 9-3）。肾被膜与肾粘连。肾切面实质变薄，皮髓质分界不清。肾盂周围脂肪组织增多。

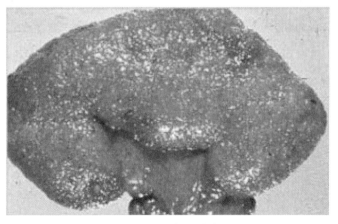

图 9-3 慢性肾小球肾炎

4. 急性肾盂肾炎（acute pyelonephritis）

肾脏体积增大、充血，切面有多个散在稍隆起的黄白色小脓肿，周围可有充血带环绕。肾髓质充血、肾盂黏膜充血水肿，表面有脓性渗出物。

肾脏体积增大、充血，表面可有多个散在稍隆起的黄白色小脓肿，周围有暗红色充血带环绕（图9-4）。切面肾乳头处可见数个明显脓肿，肾髓质内有黄色条纹，并向皮质延伸，条纹融合处有脓肿形成。肾盂肾盏黏膜充血水肿，可有散在出血点，黏膜表面可有脓性渗出物。

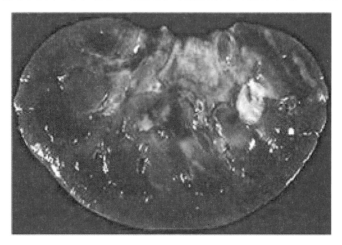

图 9-4　急性肾盂肾炎

5. 慢性肾盂肾炎（chronic pyelonephritis）

肾脏出现不规则的瘢痕（图9-5）。切面皮髓质界限不清，肾乳头萎缩，肾盏和肾盂因瘢痕收缩而变形，肾盂黏膜粗糙。

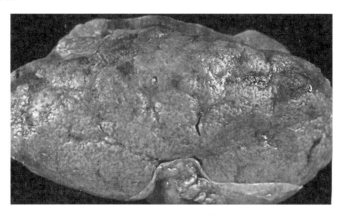

图 9-5　慢性肾盂肾炎

6. 肾癌（renal carcinoma）

肿瘤为实质性圆形肿物，直径约为6 cm。切面肿瘤组织淡黄色，有灶状出血、坏死等改变，肿瘤边缘有部分假包膜形成（图9-6）。

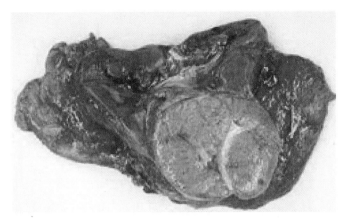

图 9-6　肾癌

7. 膀胱癌（carcinoma of bladder）

本标本为切开的膀胱（图 9-7）。要注意膀胱内肿瘤的大小，有无乳头结构，与膀胱壁的关系，机体可产生哪些影响。

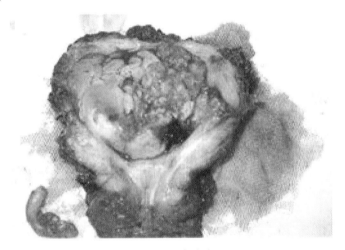

图 9-7　膀胱癌

（二）切片观察

1. 急性弥漫性增生性肾小球肾炎（acute diffuse proliferative glomerulonephritis）

【低倍镜】　病变弥散分布，双肾绝大多数肾小球广泛受累；肾小球体积增大，细胞数量增多；肾间质充血、水肿并有少量炎细胞浸润。

【高倍镜】　（图 9-8）主要为内皮细胞和系膜细胞增生及中性粒细胞和单核细胞浸润，有时脏层上皮细胞增生，内皮细胞肿胀。近曲小管上皮细胞变性，管腔内可见管型（包括蛋白管型、细胞管型、颗粒管型）。

【观察要点】　肾小球内皮细胞和系膜细胞增生。

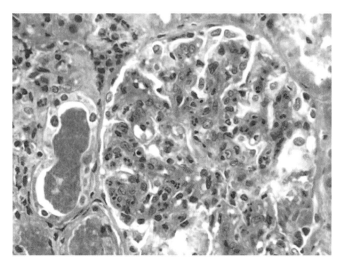

图 9-8　急性弥漫性增生性肾小球肾炎

2. 快速进行性肾小球肾炎（rapidly progressive glomerulonephritis，RPGN）

【低倍镜】　大部分肾小球内有新月体或环状体形成；有新月体形成的肾小球球囊变小、毛细血管丛萎缩，部分肾小球纤维化、透明变性；肾小管上皮细胞变性，管腔内可见蛋白管型及颗粒管型，部分肾小管萎缩；间质内淋巴细胞浸润和纤维组织增生。

【高倍镜】　肾小球壁层上皮细胞增生，突向肾小球囊腔，呈新月体状或环形体状（图 9-9）。

【观察要点】　肾小球球囊内有新月体或环状体形成。

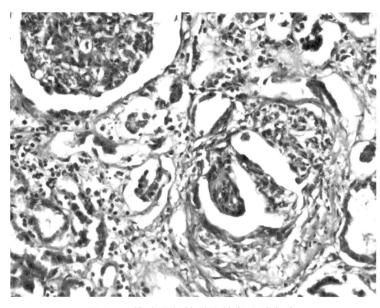

图 9-9　快速进行性增生性肾小球肾炎

3. 慢性肾小球肾炎（chronic pyelonephritis）

【低倍镜】　肾包膜明显增厚。间质内结缔组织增生，淋巴细胞、浆细胞浸润（图 9-10）。由于间质纤维化、收缩，使病变肾小球相互靠拢、集中，称为"肾小球集中现象"。

【高倍镜】　大部分肾小球不同程度纤维化伴透明变性，相应的肾小管萎缩，甚至纤维化或消失。部分残存肾小球有代偿性肥大，相应肾小管扩张，管腔内可见各种管型。

【观察要点】　大部分肾小球不同程度纤维化、透明变性。

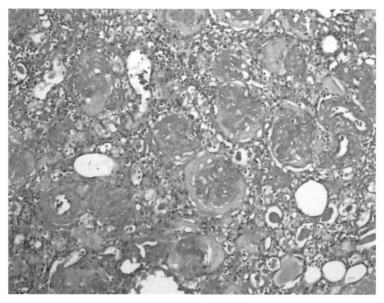

图 9-10 慢性增生性肾小球肾炎

4. 急性肾盂肾炎（acute pyelonephritis）

【低倍镜】 肾组织化脓性炎或脓肿形成。

【高倍镜】 小管内充满中性粒细胞、脓细胞和细菌，形成脓肿（图 9-11）。

【观察要点】 脓肿形成。

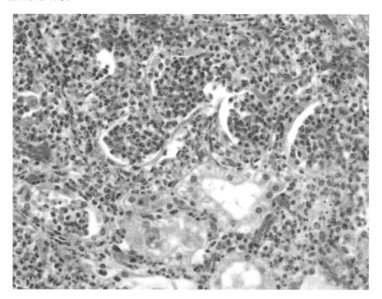

图 9-11 急性肾盂肾炎

5. 慢性肾盂肾炎（chronic pyelonephritis）

【低倍镜】 肾组织内出现分布不规则的间质性纤维化和淋巴细胞、浆细胞等炎细胞浸润（图 9-12）。

【高倍镜】 部分区域肾小管萎缩，有的肾小管扩张，管腔内有均质红染的胶样管型，形态与甲状腺滤泡相似。瘢痕内弓形动脉和小叶间动脉出现闭塞性动脉内膜炎。早期肾小球通常无明显改变，但球囊周围可发生纤维化，后期肾小球可发生纤维化和透明变性，残存的肾单位则可发生代偿性改变。

【观察要点】 明显的间质纤维化。大量肾小球纤维化、玻璃样变。管型多见。

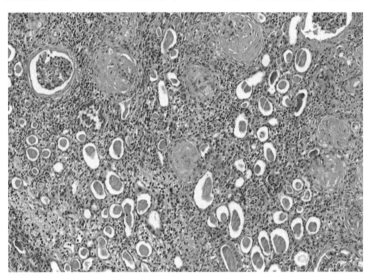

图 9-12 慢性肾盂肾炎

6. 肾透明细胞癌（renal clear cell carcinoma）

【低倍镜】 瘤细胞呈片状、梁状或管状排列。间质少，血管丰富，常有出血、坏死和钙化。

【高倍镜】 瘤细胞圆形或多角形，胞质透明，核小深染位于中央（图 9-13）。

【观察要点】 癌细胞形态似透明细胞。

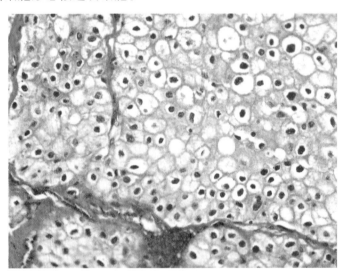

图 9-13 肾透明细胞癌

7. 肾母细胞瘤（nephroblastoma）

【肉眼观】 取材组织为肿瘤部分，实性，可见散在深染区域。

【低倍镜】 肿瘤组织形成深染的肾小球或肾小管样结构（图 9-14）。

【高倍镜】 细胞成分可分为间叶组织、上皮样组织和胚基的幼稚细胞。上皮样细胞体积小，圆形、多边或立方形，可形成小管或小球样结构，也可出现鳞状上皮分化。间叶细胞多为纤维性或黏液性，细胞较小，梭形或星状，可出现横纹肌、软骨、骨或脂肪等分化。胚基幼稚细胞为小圆形或卵圆形原始细胞，胞质极少。

【观察要点】 具有胚胎发育过程不同阶段的幼稚的肾小球或肾小管样结构。

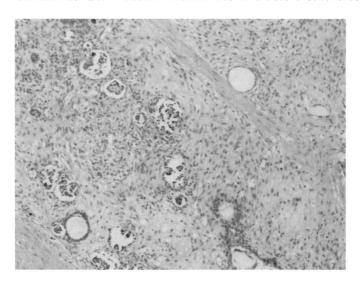

图 9-14 肾母细胞瘤

8. 膀胱移行细胞癌（transitional cell carcinoma of bladder）

【低倍镜】 癌细胞形成不规则的癌巢，很少见乳头状结构。

【高倍镜】 癌细胞分化差，异型性明显，排列分散，极性分散，极性消失，大小不一，瘤巨细胞较多，病理性核分裂多见（图 9-15）。癌组织浸润到深层组织。

【观察要点】 癌细胞异型性显著，可见坏死及浸润现象。

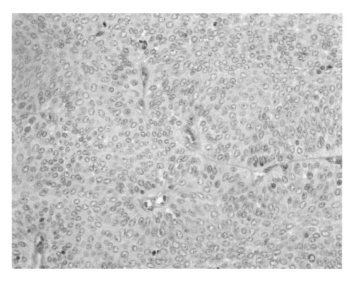

图 9-15 膀胱移行细胞癌

▶▶ 临床病理讨论 ◀◀◀

患者李某，男，52 岁，教师。近一月来因工作劳累感腰部酸痛，上眼睑浮肿，乏力。曾去门诊就诊，检查：血压 180/100 mmHg，尿常规 RBC（＋＋），蛋白（＋＋），颗粒管型 2-3/HP。因病情未好转，今来我院就诊。该患者 10 年前有急性肾炎史，经治疗后恢复。检查：贫血貌，球结膜苍白，眼睑浮肿明显，心率 110 次/分，血压 180/110 mmHg。腹软，肝脾（－），肾区轻度叩痛，下肢浮肿（＋）。实验室检查：NPN 600 mg/L，血浆蛋白 50 g/L，尿比重 1.010，尿蛋白（＋＋），颗粒管型 3-5/HP。

讨论题：

1. 根据病历及辅助检查，该患者诊断为何病？

2. 该患者血压升高的机制如何。

▶▶ 思政自读素材 ◀◀◀

肾脏移植开创了人类历史上器官移植的先河

1954 年，美国哈佛大学的 Merril 及 Murray 医生为一对同卵孪生兄弟成功地实施了肾移植，术后患者没有服用任何抗排斥药物，移植肾依然获得了长期存活，这是人类历史上第一次成功的肾脏移植，同时也是人类历史上第一次活体器官移植，开创了器官移植的新纪元。

1959 年，Murray 医生为一对异卵双胞胎实施了肾移植，这一次，患者接受了全身照射作为免疫抑制措施，移植肾又一次获得了长期存活。

1962 年，Murray 医生首次成功地进行了尸体肾移植，同时改用硫唑嘌呤作为免疫抑制剂，移植肾的存活时间有了突破性进展。Murray 因其在肾移植领域的先驱贡献，在 1990 年获得了诺贝尔医学奖。

20 世纪 80 年代后，随着环孢素等免疫抑制剂和 UW 器官保存液的出现，显著提高了肾移植患者的生存率，肾移植也因此取得了重大的进展，进入了飞速发展时期。

1960 年吴阶平院士率先实行我国第一例人体肾移植。由于当时对移植免疫排斥的认识有限，虽然病例未能存活，但却为今天我国器官移植工作奠定了基础。

1977 年 7 月 26 日，北京友谊医院泌尿外科在于会元教授的带领下经过不懈的努力，总结失败的经验教训，成功的实施了一例尸体肾移植。

经过几代人的艰辛努力和顽强探索，肾脏移植作为我国实体器官移植的先驱，走过近五十年的风雨历程，临床诊疗技术日臻完善、成熟，如今，肾脏移植已经成为挽救终末期肾脏衰竭病人的成熟医疗手段。

【思政内涵】 科学精神；医者仁心；责任担当；艰苦奋斗。

▶▶ 参考资料 ◀◀◀

［1］ 李继承，曾园山. 组织学与胚胎学. 9 版. 北京：人民卫生出版社，2018.

［2］ http://jpkc.gdmc.edu.cn/blx.

［3］ http://pathol.med.stu.edu.cn/pathol.

［4］ http://library.med.utah.edu/WebPath/webpath.html.

［5］ 步宏，李一雷. 病理学. 9 版. 北京：人民卫生出版社，2018.

［6］ http://blog.sina.com.cn/s/blog_67487e4f0102w72q.html.

［7］ https://www.sohu.com/a/401832798_464417.

（刘馨莲）

第十章

淋巴造血系统疾病

▶▶ 学习纲要 ◀◀◀

一、免疫系统概述

免疫系统由淋巴器官、淋巴组织、淋巴细胞和免疫活性分子构成。淋巴器官包括中枢淋巴器官（胸腺和骨髓）和周围淋巴器官（淋巴结、脾和扁桃体等）。淋巴组织既是构成周围淋巴器官的主要成分，也广泛分布于消化管和呼吸道等非淋巴器官内。免疫细胞包括淋巴细胞、巨噬细胞、抗原提呈细胞、浆细胞、粒细胞和肥大细胞等，它们或聚集于淋巴组织中，或分散在血液、淋巴及其他组织内。免疫活性分子包括免疫球蛋白、补体、多种细胞因子等，主要由免疫细胞产生。以上成分通过血液循环和淋巴循环相互联系，形成一个整体，执行免疫功能。

（一）免疫细胞

1. 淋巴细胞

根据淋巴细胞发生部位、形态、功能及细胞膜表面标记等特点，可分为T细胞、B细胞和NK细胞。

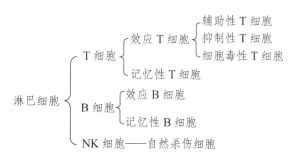

2. 抗原提呈细胞

抗原提呈细胞是体内具有捕获、吞噬和处理抗原，并将抗原呈递给特异性淋巴细胞的一类细胞免疫细胞。主要包括巨噬细胞、树突状细胞以及皮肤内的朗格汉斯细胞和消化管的微皱褶细胞等。

3. 单核吞噬细胞系统

单核吞噬细胞系统是指体内除粒细胞以外，分散于全身各处的吞噬细胞系统，它们共同来源于单核细胞，具有吞噬细菌、病毒、异物，参与机体免疫反应以及加工、处理抗原等功能。

（二）淋巴组织

淋巴组织分为弥散淋巴组织、淋巴小结和淋巴索三种。

$$淋巴组织\begin{cases}弥散淋巴组织——主要成分为T淋巴细胞\\淋巴小结——主要成分为B淋巴细胞\\淋巴索——主要成分为B淋巴细胞\end{cases}$$

（三）淋巴器官

淋巴器官可分为中枢淋巴器官和周围淋巴器官两类。

1. 中枢淋巴器官

中枢淋巴器官是淋巴细胞发生、分化和成熟的部位，并源源不断地向周围淋巴器官与淋巴组织输送成熟的淋巴细胞。是造血干细胞增殖、分化成 T 细胞或 B 细胞的场所。

2. 周围淋巴器官

周围淋巴器官是成熟淋巴细胞的定居地，也是免疫应答的场所。

二、淋巴结

淋巴结（lymph node）表面覆盖一层致密结缔组织构成的被膜。被膜上有多条输入淋巴管进入，在淋巴结门处有 2~3 条输出淋巴管发出，被膜进入实质形成小梁，构成支架。淋巴结的实质可分为皮质和髓质两部分。

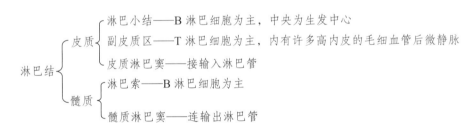

$$淋巴结\begin{cases}皮质\begin{cases}淋巴小结——B 淋巴细胞为主，中央为生发中心\\副皮质区——T 淋巴细胞为主，内有许多高内皮的毛细血管后微静脉\\皮质淋巴窦——接输入淋巴管\end{cases}\\髓质\begin{cases}淋巴索——B 淋巴细胞为主\\髓质淋巴窦——连输出淋巴管\end{cases}\end{cases}$$

淋巴液的流动：淋巴液→输入淋巴管→被膜下淋巴窦→小梁周围淋巴窦→髓质淋巴窦→输出淋巴管。功能是滤过淋巴液、参与免疫反应。

三、淋巴瘤（lymphoma）

（一）霍奇金淋巴瘤（Hodgkin lymphoma）

1. 基本特点

病变往往从一个或一组淋巴结开始，逐渐由邻近淋巴结向远处淋巴结扩散；原发于淋巴结外者极其罕见；具有特征性的瘤巨细胞即 R-S 细胞，常伴有多种炎细胞浸润和纤维化。

2. 镜下表现

肿瘤性成分：R-S 细胞，典型者称为镜影细胞；变异的 R-S 细胞：腔隙型细胞（陷窝细胞），爆米花细胞，多形性或未分化细胞；单核 R-S 细胞。

反应性细胞：淋巴细胞，浆细胞，中性粒细胞，嗜酸性粒细胞，上皮样细胞，组织细胞。

（二）非霍奇金淋巴瘤（non-Hodgkin lymphoma）

（1）B 细胞性：滤泡型淋巴瘤，弥漫性大细胞性 B 细胞淋巴瘤，Burkitt 淋巴瘤等。

（2）T 细胞性：外周 T 细胞性淋巴瘤，NK/T 细胞淋巴瘤等。

（三）淋巴组织肿瘤分类与比较（表 10-1）

表 10-1　淋巴组织肿瘤分类与比较

分　类	霍奇金淋巴瘤（HL）（10%～20%）	非霍奇金淋巴瘤（NHL）（80%～90%）
类　型	结节型淋巴细胞为主型	B 细胞源性（80%～85%）
	经典型，又分 4 个亚型： 结节硬化型； 混合细胞型； 富于淋巴细胞型； 淋巴细胞减少型	前体 B 细胞和 T 细胞肿瘤
		成熟 B 细胞肿瘤（占 NHL 80%～85%）
		成熟 T 和 NK 细胞肿瘤
部　位	颈部和锁骨上淋巴结＞纵隔、腹膜后主动脉旁淋巴结	颈部、腋窝和腹股沟等浅表部位的淋巴结和结外淋巴组织
组织学	成分复杂，有肿瘤细胞成分和非肿瘤细胞成分	成分单一
临　床	无痛性淋巴结肿大，不规则发热，夜汗，体重下降、瘙痒，夜汗，体重下降	无痛性浅表单个或多个淋巴结肿大，伴不规则发热
预　后	较好，5 年生存率达 75% 以上，部分可治愈	因细胞来源不同，预后不同，5 年生存率 70%

四、髓系肿瘤

（一）概　述

（1）概念：骨髓造血干细胞呈单克隆性增生，取代正常骨髓细胞。

（2）分类：主要分为三大类：① 急性髓系白血病；② 慢性髓增生性疾病；③ 骨髓异常增生综合症。

（3）急性髓系白血病的临床与病理类型：其诊断与分类以形态学、组织化学、免疫表型及核型分析为基础。

（4）骨髓异常增生综合症：概念、病理形态、临床表现和预后。

（5）慢性骨髓增生性疾病包括四类疾病：慢性髓性白血病；真性红细胞增多症；骨髓化生并骨髓纤维化；原发性血小板增多症。

（二）急性髓系白血病（表 10-2）

又称为急性粒细胞白血病或急性非淋巴细胞白血病。多见于成人，儿童较为少见。骨髓涂片中的原始粒细胞（母细胞）高于 25%。

表 10-2　急性髓系白血病（AML）分类

分　类	特　点	占　比
M0 急髓微分化型	无髓母细胞的形态和化学标记，但表达髓细胞系抗原	占 AML2%～3%
M1 急粒未分化型	主要为极不成熟的髓母细胞，极少粒细胞或 Auer 小体	占 AML20%，预后很差
M2 急粒部分分化型	主要为髓母细胞和前髓细胞常有 Auer 小体	占 AML30%
M3 急性早幼粒细胞白血病	主要为早幼粒细胞，每个细胞内有多个 Auer 小体	占 AML5%～10%，维甲酸治疗有效
M4 急粒-单核细胞白血病	有髓细胞和单核细胞分化证据，周围血单核细胞增多	占 AML20%～30%，预后较好
M5 急性单核细胞白血病	以单核细胞和前单核细胞为主	占 AML10%，儿童和青少年常见
M6 急性红白血病	以奇异多核巨型母细胞样红母细胞为主，也见髓母细胞	占 AML5%，老年人多见
M7 急性巨核细胞白血病	以巨核细胞系列母细胞为主，抗血小板抗体阳性，骨髓纤维化	极少见

（三）慢性髓系白血病的病理与临床特点

1. 发病年龄：主要为 25～60 岁成人，40～50 岁为高峰。

2. 发病率：占所有白血病的 15%～20%。

3. 来源：多能干细胞。

4. 病变特征：瘤细胞主要为粒细胞系和巨核细胞系列细胞，骨髓和周围血中出现大量粒细胞。

5. 临床表现：发展缓慢，主要表现疲劳、衰弱、体重下降、脾脏肿大、外周血白细胞计数增高，超过 100 000/μL。

6. 染色体异常：95% 病人的染色体异常，既 Rh 染色体，造成 BCR-ABL 基因融合。

7. 治疗与预后：约 50% 的病人进入加速期，对治疗反应降低，50% 的病人不需经过加速期突然发生急性白血病。治疗采用骨髓移植，可治愈 70%的病人，使用 ST1-571 这种药物，使稳定期和加速期的 CML 得以缓解。

▶▶ 实验内容 ◀◀◀

（一）大体标本观察

1. 霍奇金淋巴瘤（Hodgkin lymphoma）

淋巴结成串肿大，切面灰白色，质均匀如鱼肉状，部分瘤组织向周围脂肪组织浸润，致使肿瘤边界不清（图 10-1）。

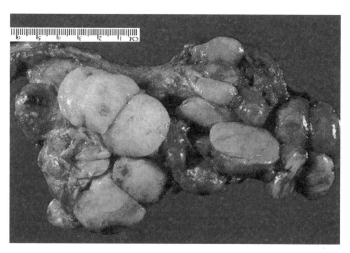

图 10-1 霍奇金淋巴瘤

2. 小肠非霍奇金淋巴瘤（non-Hodgkin lymphoma of small intestine）

标本见肿瘤环绕肠壁生长，切面均呈淡红色（图 10-2）。鱼肉状，伴灶性坏死。

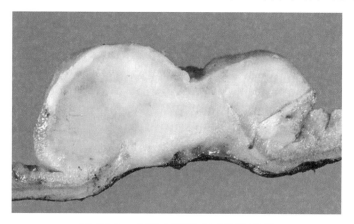

图 10-2 小肠非霍奇金恶性淋巴瘤

3. 脾脏非霍奇金淋巴瘤（non-Hodgkin lymphoma of spleen）

标本为脾脏剖面，脾脏高度肿大，切面见灰白、边界不清的巨大肿瘤病灶、结节（图 10-3）。

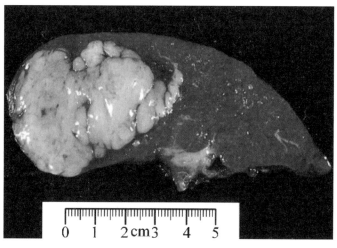

图 10-3 脾脏非霍奇金淋巴瘤

4. 髓系肉瘤(myeloid sarcoma)

髓系肉瘤是由髓系原始细胞或未成熟髓系细胞在髓外增生和浸润所形成的局限性肿瘤，也称绿色瘤（chloroma）。由于肿瘤含有原卟啉或绿色过氧化物酶，故新鲜时肉眼观呈绿色。该图为肾脏剖面所见（图10-4），为直径4 cm左右局灶性病变，境界较清楚，灰绿色外观。

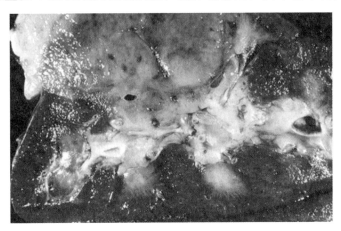

图10-4　髓系肉瘤（绿色瘤）

（二）切片观察

1. 淋巴结反应性增生（reactive hyperplasia of lymph node）

【肉眼观】　淋巴结增大，其内可见深染、增生的淋巴滤泡。

【低倍镜】　淋巴滤泡增生，生发中心明显扩大（图10-5）。淋巴滤泡数量增多，不仅分布于淋巴结皮质，并可散在于皮髓质交界处和髓质内。滤泡大小、形状不一，界限明显。

【高倍镜】　生发中心明显扩大、增生，内有大量各种转化的淋巴细胞，核较大，有裂或无裂，核分裂象多见，并有多数吞噬细胞，细胞质内含有吞噬的细胞碎屑。生发中心周围有小淋巴细胞环绕。在滤泡之间的淋巴组织内可见浆细胞、组织细胞及少数中性粒细胞和嗜酸性粒细胞浸润。淋巴窦内的网状细胞和内皮细胞增生。

【观察要点】　淋巴结体积增大，正常结构存在；可见较多增生的淋巴滤泡。

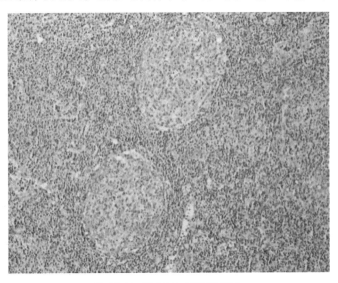

图10-5　淋巴结反应性增生

2. 霍奇金淋巴瘤（结节硬化型）[Hodgkin ymphoma（nodular sclerosis type）]

【肉眼观】　淋巴结肿大，被膜较完整，其内结构略呈结节状，深染。

【低倍镜】　淋巴结正常结构破坏，被大量瘤细胞取代。瘤细胞成分多样化，可见多核巨细胞（图10-6）。淋巴结内纤维组织增生，由增厚的包膜向内伸展，形成粗细不等的胶原纤维条索，把淋巴结分隔成许多大小不等的结节。

【高倍镜】　其中有多数腔隙型细胞[即陷窝（lacunar）细胞，体积大，直径为 40~50 μm，胞质丰富而空亮，核多叶而皱折，核膜薄，染色质稀疏，核仁多个，且较典型的 R-S 的核仁小，嗜碱性。胞质的空亮是由于甲醛固定后胞质收缩至核膜附近所致]和多少不等的典型 R-S 细胞（一种特殊的瘤巨细胞，体积较大，直径为 15~45 μm，椭圆形或不规则形胞质丰富，嗜双色性或嗜酸性。核大可见多核或双核，染色质沿核膜排列，使核膜增厚，核内有一嗜酸性大核仁，直径为 3~4 μm，核仁边界光滑整齐，周围有一透明空晕。双核的 R-S 细胞两核等大并列，都有大而红的核仁，形如镜影，称为镜影细胞）。还可见较多的淋巴细胞、组织细胞、嗜酸性粒细胞、浆细胞和中性粒细胞，部分病例还可见坏死灶。

【观察要点】　明显增生的纤维组织，至少可见一个由其包绕的结节；可见陷窝细胞。

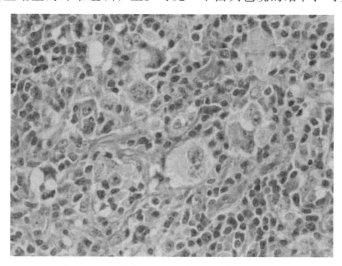

图 10-6　霍奇金淋巴瘤（结节硬化型）

3. 弥漫大 B 细胞淋巴瘤（diffuse large B-cell lymphoma，DLBL）

【肉眼观】　淋巴结肿大，其内结构深染，可见被膜。

【低倍镜】　淋巴结结构消失，为弥漫性淋巴细胞所取代，细胞成分较单一（图10-7）。

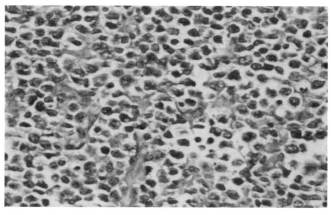

图 10-7　非霍奇金淋巴瘤（弥漫大 B 细胞淋巴瘤）

【**高倍镜**】　成分较单一的肿瘤性淋巴样细胞取代正常淋巴结结构；瘤细胞呈圆形，核仁清楚。核分裂象多见。

【**观察要点**】　成分较单一的肿瘤性淋巴细胞取代正常淋巴结结构；淋巴细胞有异型性。

▶▶ 临床病理讨论 ◀◀◀

患者苏某，女性，17 岁，学生，3 月前发现右侧颈部有一蚕豆大的结节，不红不痛，未予重视，以后结节逐渐增大，至 2 个月前又发现左侧颈部出现黄豆至花生米大小的结节，圆或卵圆形，边界清楚，质地中等，可活动，无触痛，局部皮肤正常，伴有低热、乏力。当地医院诊为"慢性淋巴结炎"，给予抗炎治疗，未见效果。此后患者颈部淋巴结继续增大，并互相融合，向皮肤表面隆起，凸凹不平，略呈分叶状，并发现双侧腋下亦有肿大结节，如黄豆至豌豆大小。患者同时有发热、盗汗、消瘦、乏力、食欲下降，临床疑及恶性淋巴瘤，取颈部最大结节送病理检查。

病理检查：

分叶状肿块 1 个，4.2 cm×3.2 cm×2.5 cm，似有包膜，质地中等，切面均质细腻，粉红色。镜下见淋巴结结构消失，为弥漫的瘤细胞浸润。细胞成分较单一，比正常淋巴细胞略大。胞质较少，核圆或椭圆形，染色质分布不均匀，核膜增厚，核仁明显，核分裂象易见。免疫组化染色：瘤细胞显示 B 淋巴细胞标记，呈弥漫阳性。

讨论：

1. 本例应诊断为何种疾病？其临床与病理诊断依据是什么？
2. 淋巴结肿大可由哪些疾病引起？

▶▶ 思政自读素材 ◀◀◀

"砒霜治疗白血病"获未来科学大奖！为什么"毒药"也能治癌症？

2020 年 9 月 6 日，未来科学大奖委员会公布了 2020 年未来科学大奖的获奖名单，哈尔滨医科大学附属第一医院教授张亭栋和中国工程院院士王振义，两人获得了这一届的生命科学奖。

张亭栋和王振义的获奖理由是：他们发现了三氧化二砷（砒霜）和全反式维甲酸对急性早幼粒细胞白血病的治疗作用。砒霜可以用来治疗白血病？这项研究确实让很多人眼前一亮。对于亿万白血病患者来说，这是最好的消息和安慰。

目前白血病的主要治疗方式有哪些？

急性白血病是一种常见的血液系统恶性癌症，也就是人们俗称的血癌。白血病的发病率为 2.76/10 万，在全国恶性肿瘤死亡率中，白血病在 35 岁以下的人群中占第一位。

由于是血液系统的疾病，目前，化疗是白血病最主要和常用的治疗方法。联合用药、大剂量和早期强化是化疗采取的基本手段。国内临床上，采取高三尖杉酯碱+阿糖胞苷为基础的治疗方案，疾病的完全缓解率接近 80%，3 年无病生存率达到了 40%。

除了化疗之外，骨髓移植也是治疗白血病的一种方法。但需要指出的是，骨髓移植需要达到一定的治疗条件后才能进行。如果想要做骨髓移植，患者首先要经过化疗，而且要达到完全的缓解，之后再巩固治疗两到三个疗程，要尽可能清除体内的白血病细胞残留，这之后才可以进行骨髓移植。

此外，骨髓移植也有一定的年龄限制。异体骨髓移植的患者，年龄一般要在 50 岁以下，最高不能超过 55 岁。自体骨髓移植的年龄可以放宽到 65 岁。而且，骨髓移植的时机也很重要，一般在第一次缓解期中间进行骨髓移植，患者的 5 年生存率可以达到 70%以上。如果是病情复发后再缓解后进行骨髓移植的话，5年生存率只有30%。所以在临床上，患者第一次复发并缓解后，是骨髓移植的最佳时期。

临床上，目前针对白血病的治疗方法也就是这两种。而砒霜的参与，是联合其他化疗药物一起进行的。

砒霜（三氧化二砷）为何会用于治疗白血病？

大部分人对砒霜的了解，就是从古代影视剧中知道它是一种毒药。但是在中医的眼里，砒霜也有药用的价值。

而现代医学有关砒霜可以治疗癌症的研究，在上世纪70年代就开始了。张亭栋联合了上海血液病学研究所等单位，最终确认三氧化二砷是治疗白血病的有效成分，对急性早幼粒细胞白血病（APL）患者效果最好。

临床上，三氧化二砷的提取物可以与癌蛋白PML端的"锌指"结构中的半胱氨酸结合，然后进一步诱导蛋白质发生构象变化和多聚化，继而被蛋白酶体降解。癌蛋白的降解，最终使白血病细胞死亡。通过三氧化二砷剂的治疗，患者的缓解率可以达到70%以上。

目前在白血病的治疗领域，三氧化二砷的提取物通常是联合其他化疗药物一起来使用的。所以普通大众不要想当然地以为，自己随便吃点砒霜就能治病了，这是不科学的。

从毒药变成救命的药物，三氧化二砷制成的药物，都是经过科学提炼的，而且在使用的过程中全程有医生的指导，所以这里的药物，已经不是原来的砒霜了，它的性质早已发生了变化。即便是白血病患者，也不能擅自使用某种药物，都需要经过医生的指导才可以。

未来和展望：

虽然三氧化二砷的提取药物已经用于临床，但它自身的药用价值可能还有待于进一步去发掘和了解。药物本身的研究，就是一场漫长的征程，所以未来它在癌症治疗领域，还有很大的发挥余地。而且在医学领域，有关三氧化二砷治疗肝癌、淋巴瘤等多种肿瘤的研究也早已展开，很多研究都取得了实质性的成果和进展。

所以在将来，砒霜的作用还可能更大。

【思政内涵】 敬佑生命；责任担当；艰苦奋斗；科学创新；中医药传统文化。

▶▶ 参考资料 ◀◀

[1] 成令忠. 现代组织学. 上海：上海科学技术文献出版社，2003.

[2] 邹仲之. 组织学与胚胎学（卫生部规划教材）. 7版. 北京：人民卫生出版社，2008.

[3] Kumar V，Cotran RS，Robbins SL. Basic Pathology 7th ed. Philadelphia：WB Saunders，2002.

[4] 李甘地，来茂德. 病理学（全国高等医药院校教材供七年制临床医学等专业使用）. 北京：人民卫生出版社，2001.

[5] 刘彤华. 诊断病理学. 北京：人民卫生出版社，1994，834-898.

[6] http://library.med.utah.edu/WebPath/webpath.html.

[7] http://pathol.med.stu.edu.cn/pathol.

[8] http://www.gov.cn/gongbao/content/2019/content_5355481.htm.

[9] http://cancer.39.net/xmt/200922/8233111.html.

（张录顺）

第十一章

生殖系统和乳腺疾病

▶▶ 学习纲要 ◀◀◀

女性生殖器由卵巢、输卵管、子宫、阴道和外生殖器组成。输卵管和卵巢常被称为子宫附件。男性生殖系统由睾丸、生殖管道、附属腺及外生殖器组成。睾丸是产生精子和分泌雄性激素的器官。生殖管道具有促进精子成熟，营养、储存和运输精子的作用。男性生殖管道包括附睾、输精管及尿道，为精子的成熟、储存和输送提供有利的环境。附属腺与生殖管道的分泌物参与精液的组成。附属腺由前列腺、精囊和尿道球腺组成。

一、子 宫

子宫体壁很厚，由三层组织构成，外为浆膜层（即脏层腹膜），中为肌层，内为黏膜层（即子宫内膜）。

$$\text{子宫层次}\begin{cases}\text{内膜}\begin{cases}\text{上皮：单层柱状上皮；宫颈阴道部表面为鳞状上皮}\\\text{固有层：固有结缔组织，内含大量的子宫腺和特有的螺旋动脉}\end{cases}\\\text{肌层：平滑肌，较厚}\\\text{外膜：浆膜}\end{cases}$$

$$\text{子宫内膜的功能分层}\begin{cases}\text{功能层：位于浅部，青春期在女性激素的作用下发生周期性脱落}\\\text{基底层：内膜深层，具有较强的增生和修复功能}\end{cases}$$

二、子宫疾病

（一）慢性宫颈炎

慢性子宫颈炎常由链球菌、葡萄球菌或肠球菌、人类乳头状瘤病毒等引起，主要表现为子宫颈糜烂、息肉、子宫颈腺囊肿。宫颈糜烂指宫颈表面呈红色病损，若鳞状上皮炎性缺损，上皮下血管显露（真性糜烂），若鳞状上皮被柱状上皮所代替则呈局部红色糜烂状（假性糜烂）。

（二）子宫颈上皮内瘤变和子宫颈癌

1. 子宫颈上皮内瘤变（CIN）

子宫颈上皮内瘤变（CIN）是指子宫颈上皮被不同程度异型细胞所取代。镜下细胞大小形态不一，核增大深染，核浆比例增大，核分裂象增多，细胞极性紊乱。病变由基底层向表层发展。可分为三级：Ⅰ级，异型细胞局限于上皮的下 1/3；Ⅱ级，异型细胞累及上皮的下 1/3~2/3；Ⅲ级，增生的异型细胞超过全层的 2/3，包含原位癌。CIN I 级为低级别上皮内瘤变（LSIL），CIN II 、 III 级为高级别上皮内瘤变（HSIL）。

2. 子宫颈原位癌

异型增生的细胞累及子宫颈黏膜上皮全层，但病变局限于上皮层内，未突破基底膜，可蔓延至子宫颈腺体内，取代部分或全部腺上皮。

3. 子宫颈癌

来源于子宫颈阴道部或移行带的鳞状上皮、柱状上皮下的储备细胞或子宫颈管黏膜柱状上皮。大体类型：糜烂型、内生浸润型、溃疡型、外生菜花型。组织学类型：子宫颈鳞癌（占 80% ~ 90%）及腺癌（占 10% ~ 20%），子宫颈鳞状细胞癌分为早期浸润癌（或微小浸润癌）及浸润癌。临床病理联系：阴道不规则出血及接触性出血；白带增多，有特殊腥臭味；晚期因癌组织浸润盆腔神经，可出现下腹部及腰骶部疼痛。当癌组织侵及膀胱及直肠时，可引起尿路阻塞，子宫膀胱瘘或子宫直肠瘘。可通过直接蔓延，淋巴道转移（最重要和最常见的途径）和血道转移发生扩散及转移。

（三）子宫内膜腺癌

子宫内膜腺癌又称子宫体癌，多发生于宫底、后壁，大体类型分局限型（占多数）、弥漫型两种。组织学类型：最常见为子宫内膜样腺癌，根据癌组织内子宫内膜腺体所占比例和细胞的分化程度可分为高、 中、低分化，以高分化腺癌居多。① 高分化腺癌（腺体成分 ≥ 95%）：管状腺排列拥挤、紊乱，腺体之间极少间质相隔，细胞轻-中度异型，形态似增生期的子宫内膜腺体。② 中分化腺癌（腺体成分 50% ~ 94%）：腺体不规则，排列紊乱，有较多腺体或微腺体结构，细胞向腺腔内生长可形成乳头或筛状结构，并见实性癌灶。癌细胞异型性明显，核分裂象易见。③ 低分化腺癌（腺体成分 < 50%）：癌细胞分化差，腺样结构显著减少，多呈实心片状或条索状，细胞异型性大，分裂象多。在分化较好的腺癌中若有化生的良性鳞状细胞团，则称腺棘皮癌。腺癌组织中若混有恶性鳞状上皮，则称为腺鳞癌。可通过直接蔓延，淋巴道转移（主要途径），血道转移发生扩散及转移。

（四）滋养层细胞疾病

滋养层细胞疾病（GTD）包括：葡萄胎、侵蚀性葡萄胎、绒毛膜癌、胎盘部位滋养细胞肿瘤，共同特征为滋养层细胞异常增生。

绒毛膜（chorion）：随着胚泡植入，滋养层细胞增殖分化为合体滋养层和细胞滋养层。绒毛干表面发出分支，形成许多细小绒毛。绒毛干之间为绒毛间隙，充满母体血液。

母体血循环：子宫动脉 ⟶ 绒毛间隙 ⟶ 子宫静脉

↑↓

胎盘

↑↓

胎儿血循环：脐动脉 ⟶ 绒毛内毛细血管 ⟶ 脐静脉

葡萄胎、侵蚀性葡萄胎、绒毛膜癌鉴别（见表 11-1）。

表 11-1　葡萄胎、侵蚀性葡萄胎、绒毛膜癌区别

	葡萄胎	侵蚀性葡萄胎	绒毛膜癌
肉眼观	子宫增大，宫腔内含大量薄壁透明囊性葡萄状物，有细蒂相连。部分性葡萄胎则有部分正常绒毛	在子宫肌壁内可见大小不等的水泡状组织侵入的病灶，有时在子宫表面可出现紫蓝色结节。子宫腔内可见多少不等的水泡状物，也可以脱落消失	以出血性坏死为特点，肿瘤常深藏在子宫壁内，也可呈息肉状，突入宫腔、表面有溃烂。切面见暗红肿块充塞宫腔，或浸润肌层，还可穿透子宫浆膜引起腹腔内出血，肿瘤可单个或多个，与周围组织有分界线
镜下	（1）绒毛因间质水肿而扩大，形成水泡状； （2）间质血管消失或有少数无功能性毛细血管； （3）滋养层细胞不同程度增生	（1）绒毛因间质水肿增大，形成水泡状； （2）间质血管消失或有少数无功能性毛细血管； （3）滋养层细胞增生显著并有细胞异型； （4）侵入子宫肌层，可发生转移	（1）滋养层细胞高度增生，异型明显，癌细胞呈团、片状排列，常见核分裂象； （2）不形成绒毛和水泡结构； （3）常广泛侵犯宫壁肌层，病灶周围常有大片出血坏死
临床	（1）子宫明显增大，胎儿死亡，听不到胎心； （2）绒毛膜促性腺激素（HCG）明显增多； （3）可发展为绒癌	（1）阴道不规则出血，持续或间断性； （2）HCG 持续增多； （3）可转移至阴道、外阴，少数可转移至肺、脑等处	（1）阴道不规则出血，持续或间断性； （2）HCG 持续增高； （3）血道转移至肺、阴道、脑、肝、脾、肾等。淋巴道转移极少

三、子宫附件及其疾病

（一）输卵管

左右各一，为细长而弯曲的管道，其内侧端与子宫角连通，外侧端游离，呈漏斗状，长为 8 ~ 14 cm。

（二）卵　巢

卵巢为女性生殖腺，左右各一，呈灰白色扁平椭圆体。青春期前，卵巢表面光滑，开始排卵后，表面逐渐不平。绝经期后，卵巢逐渐萎缩。卵巢分皮质及髓质两部分，皮质居外层，内有许多始基卵泡及发育中的卵泡，髓质居卵巢中心，其中含有血管、淋巴管和神经。

1. 卵巢的微细结构

上皮：卵巢表面被覆有单层扁平上皮。

白膜：上皮深面的薄层致密结缔组织，实质分皮质和髓质，皮质含不同发育阶段的卵泡；髓质由疏松结缔组织构成。

2. 卵泡的发育、排卵、黄体的形成和退化

（1）原始卵泡　初级卵母细胞：1 个，位于中央，个大；卵泡细胞：包于卵母细胞周围的一层扁平细胞。

（2）生长卵泡 初级卵母细胞：无特殊变化。卵泡细胞，增殖形成：① 卵泡腔：内含卵泡细胞的分泌物卵泡液。② 卵丘：颗粒细胞挤压到卵泡腔的一侧。③ 透明带：初级卵母细胞周围的嗜酸性膜。④ 放射冠：由透明带周围卵泡细胞构成，呈放射状。⑤ 卵泡壁：围绕在卵泡腔周围的卵泡细胞。⑥ 卵泡膜：卵泡周围的结缔组织增厚形成。

（3）成熟卵泡 卵泡发育的最后阶段，体积明显增大，突出于卵巢表面。排卵前初级卵母细胞完成第一次成熟分裂变为次级卵母细胞。

排卵：成熟卵泡中的卵细胞、透明带、放射冠随卵泡液一起脱离卵巢的过程。

黄体的形成和退化：排卵后，残留于卵巢内的卵泡壁塌陷，卵泡膜和血管也随之陷入，发育成一个大而富含血管的细胞团，称黄体。能分泌孕酮及雌激素。黄体退化后被结缔组织代替形成白体。

黄体分类：月经黄体（卵未受精），仅存在 14 天左右；妊娠黄体（卵受精），可维持 6 个月。

（三）卵巢疾病

卵巢肿瘤是女性生殖器官常见肿瘤。卵巢组织复杂，可发生各种肿瘤，是全身脏器中肿瘤类型最多的部位。依照其组织发生主要分为三大类：

上皮性肿瘤：浆液性肿瘤，黏液性肿瘤，子宫内膜样肿瘤，透明细胞肿瘤，移行细胞肿瘤、浆-黏液性肿瘤和未分化癌。

生殖细胞肿瘤：畸胎瘤、无性细胞瘤、内胚窦瘤、绒毛膜癌。

性索间质肿瘤：颗粒细胞-卵泡膜细胞瘤、支持-间质细胞瘤。

1. 卵巢上皮性肿瘤

卵巢上皮性肿瘤是最常见的卵巢肿瘤，占所有卵巢肿瘤的 90%，大多数来源于输卵管或卵巢皮质。可分为良性、恶性和交界性（又称非典型增生性肿瘤）。依据上皮的类型分为浆液性、黏液性和子宫内膜样等。

（1）浆液性肿瘤（serous tumors），是最常见的一种卵巢肿瘤，常见于 30～40 岁的妇女，约 60% 为良性，15% 为交界性，25% 为恶性。

（2）黏液性肿瘤（mucinous tumors），好发年龄与浆液性肿瘤相同，多数肿瘤体积较大，多房，囊内含黏液，很少有乳头，约 8% 为良性，10% 为交界性，其余为恶性。

2. 卵巢生殖细胞肿瘤

畸胎瘤（teratoma），起源于潜在多功能原始胚细胞，多为良性，但恶性倾向随年龄增长而呈上升趋势。大多数肿瘤含有至少两个或三个胚层成分。发生部位与胚生学体腔的中线前轴或中线旁区相关，多见于骶尾部，纵隔、腹膜后、性腺部位。好发于 20~30 岁女性。畸胎瘤的病理分类为：

（1）成熟型畸胎瘤：即良性畸胎瘤，由已分化成熟的组织构成。

（2）未成熟型畸胎瘤：即恶性畸胎瘤，由胚胎发生期的未成熟组织结构构成，多为神经胶质或神经管样结构，常有未分化、有丝分裂增多的恶性病理表现。

四、乳 腺

乳腺（mammary gland）位于皮下浅筋膜的浅层与深层之间。乳腺于青春期开始发育，其结构随年龄和生理状况的变化而异。妊娠期和哺乳期的乳腺分泌乳汁，称活动期乳腺。无分泌功能的乳腺，称静止期乳腺。

（一）乳腺的一般结构

乳腺被结缔组织分隔为 15~25 个叶，每个叶又分为若干小叶，每个小叶是一个复管泡状腺。腺泡上皮为单层立方或柱状，在上皮细胞和基膜间有肌上皮细胞。导管包括小叶内导管、上间导管和总导管。小叶内导管多为单层柱状或立方上皮，小叶间导管为复层柱状上皮，总导管又称输乳管，开口于乳头，管壁为复层扁平上皮，下乳头表皮相续。

（二）静止期乳腺

静止期乳腺是指未孕女性的乳腺，腺体不发达，仅见少量导管和小的腺泡，脂肪组织和结缔组织丰富。在排卵后，腺泡和导管略有增生。

（三）活动期乳腺

妊娠期在雌激素和孕激素的作用下，乳腺的小导管和腺泡迅速增生，腺泡增大，上皮为单层柱状或立方细胞，结缔组织和脂肪组织相应减少。

哺乳期乳腺结构与妊娠期乳腺相似，但腺体发育更好，腺泡腔增大。腺泡处于不同的分泌时期，有的腺泡呈分泌前期，腺细胞呈高柱状；有的腺泡处于分泌后期，腺细胞呈立方形或扁平形，腺腔充满乳汁。腺细胞内富含粗面内质网和线粒体等，呈分泌状态的腺细胞内有许多分泌颗粒和脂滴。断乳后，催乳激素水平下降，乳腺停止分泌，腺组织逐渐萎缩，结缔组织和脂肪组织增多，乳腺又转入静止期。绝经后，体内雌激素及孕激素水平下降，乳腺组织萎缩退化，脂肪也减少。

五、乳腺癌（breast cancer）

来源：乳腺终末导管腺小叶单位上皮细胞。

好发部位：约半数发生于乳腺外上象限，其次为乳腺中央区和其他象限。

分类：可分为非浸润性癌（原位癌）、浸润性癌及特殊类型浸润癌等。

（一）非浸润性癌（原位癌）

可分为导管内原位癌及小叶原位癌。

1. 导管内原位癌（DCIS）

导管内原位癌发生于中、小导管，导管明显扩张，癌细胞局限于导管内，管壁基底膜完整。以核分裂为基础，兼顾坏死、核分裂象，分为低级别、中级别和高级别。高级别 DCIS 由较大的多形性细胞构成，有丰富的嗜酸性胞质，核不规则，核仁明显，核分裂象常见。细胞排列常呈实心团块。管腔内常出现伴有大量坏死碎屑的粉刺样坏死（粉刺癌）。低级别 DCIS，病变范围超过 2 mm，由小的、单形性细胞组成，细胞形态、大小一致，核仁不明显，核分裂象少见。中级别 DCIS 结构表现多样，细胞异型性介于高级别和低级别 DCIS 之间。

2. 小叶原位癌

小叶原位癌来自小叶的终末导管及腺泡，主要累及小叶，癌细胞局限于管泡内，未穿破基底膜，小叶结构存在。细胞体积较导管内癌的细胞小，大小形状较为一致，核圆形或卵圆形，核分裂象罕见。肿块小，临床上一般扪不到明显肿块。

（二）浸润性癌

浸润性癌是指癌细胞穿破乳腺导管或腺泡的基底膜而侵入间质者。

1. 浸润性导管癌

浸润性导管癌是乳腺癌中最常见的一种类型，占乳腺癌约70%。根据癌实质与间质的比例及腺管形成状况，浸润性导管癌可分为：单纯癌，硬癌，非典型髓样癌等。

2. 浸润性小叶癌

小叶原位癌的癌细胞突破了基底膜向间质浸润性生长即为浸润性小叶癌，占乳腺癌的5%～10%。

（三）特殊类型浸润性癌

乳腺特殊类型浸润性癌的预后差异大。预后好的类型包括：髓样癌、小管癌、黏液癌、分泌性癌、实性乳头状癌等。预后较差的类型包括：浸润性微乳头状癌、化生性癌、炎性乳癌、富于脂质性癌等。

六、前列腺

前列腺分为五叶，中叶和前叶之间有尿道穿过，左右两叶紧靠尿道。前列腺是由管泡状的腺体组织和前列腺导管组成。前列腺的腺泡共30～50个，它们总共汇集成15～30条前列腺导管，又叫前列腺排泄管，开口在尿道的精囊两侧。前列腺分泌的液体叫前列腺液，是一种乳白色浆性液体，也是精液的组成部分。

前列腺的组织学特点为腺泡上皮形态多样，可以是单层立方、单层柱状或假复层柱状；腺泡形状不一，腺腔很不规则；间质较多，除结缔组织外，富含弹性纤维和平滑肌；腺泡内常见凝固体。

七、前列腺疾病

（一）前列腺增生（hyperplasia of the prostate）

前列腺增生是老年男性患者常见的一种疾病，增大的前列腺组织，压迫尿道，使前列腺尿道部变细变长，引起排尿不畅，排尿困难。增生的前列腺呈结节状，质韧，有弹性感。切面呈苍白色、蜂窝或海绵状，有多数大小不等的囊腔。增生的早期结节可由疏松的纤维组织和平滑肌成分组成，以后可出现纤维、腺体、平滑肌增生性结节。其中腺体常呈囊性扩张，腺腔内有淀粉样小体或钙化的小结。

（二）前列腺癌（carcinoma of the prostate）

前列腺癌是男性生殖系统常见的恶性肿瘤，多发生于后叶，但两侧叶亦偶有发病。前列腺癌中主要是腺癌，占97%左右，而鳞形上皮细胞癌则少见。前列腺直肠指检是诊断前列腺癌的有效方法。

➤➤ 实验内容 ◄◄◄

（一）大体标本观察

1. 子宫颈癌（carcinoma of cervix）

为外生型，呈息肉、乳头状或菜花状，突出于表面，灰白色，质脆，有出血、感染、坏死等（图 11-1）。

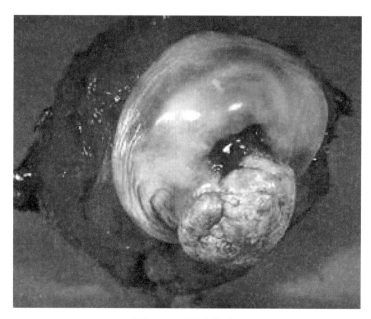

图 11-1　子宫颈癌

2. 葡萄胎（hydetidiform mole）

完全性葡萄胎：子宫腔扩张，腔内充满大小不等的透明囊泡，囊泡直径为 0.1 ~ 2 cm，壁薄，囊泡间有纤细的纤维条索相连，状似葡萄，无胚胎或胎儿。部分性葡萄胎：子宫腔扩张，腔内可见部分大小不等的透明囊泡，形如葡萄样外观，部分为正常的胎盘组织，可见胎儿或胎膜（图 11-2）。

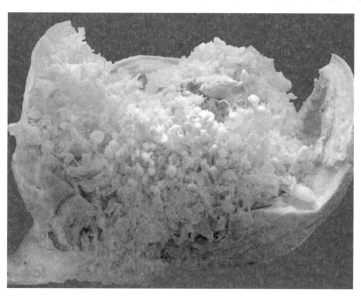

图 11-2　葡萄胎

3. 侵蚀性葡萄胎（invasive hydatidiform mole）

子宫腔内可见多少不等的水泡状物，子宫肌壁内可见大小不等的水泡状组织侵入的病灶，伴出血、坏死（图 11-3）。

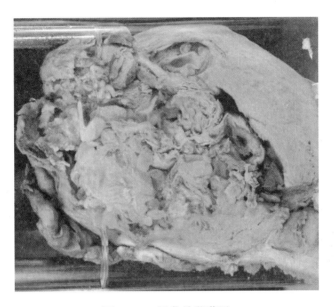

图 11-3　侵袭性葡萄胎

4. 绒毛膜上皮癌（choriocarcinoma）

子宫体积不规则增大，表面或切面可见暗红色结节。子宫肌壁内可见血肿样肿块，突出于宫腔，质软、脆，有溃烂、坏死（图 11-4）。

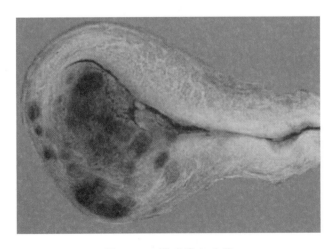

图 11-4　绒毛膜上皮癌

5. 浸润性导管癌（invasive ductal carcinoma）

肿块表面皮肤呈桔皮样外观，乳头凹陷。肿块切面界限不清，灰白色、质硬，呈颗粒状，癌组织向周围纤维脂肪组织伸展而呈蟹足状（图 11-5）。

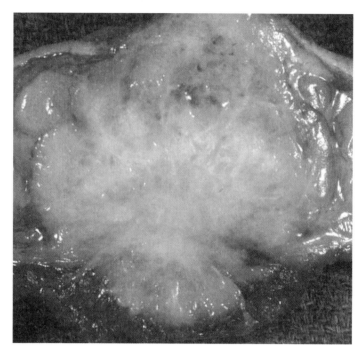

图 11-5　浸润性导管癌

6. 卵巢囊腺瘤（cystadenoma of ovary）

肿块呈囊性，多房，表面及内壁光滑，壁较薄，无乳头，囊内含白色半透明黏稠液体（图 11-6）。

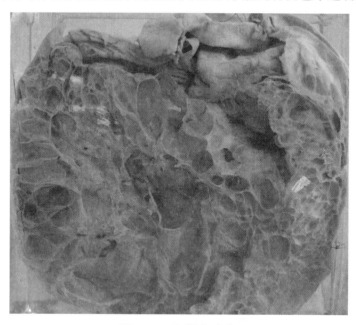

图 11-6　卵巢囊腺瘤

（二）切片观察

1. 乳腺普通型导管增生（usual ductal hyperplasia of mammary glands）

【肉眼观】　可见淡染的间质背景上，较多散在、成簇的、蓝染腺管结构。

【低倍镜】　主要累及终末导管小叶单位。可见增生的、成簇分布的扩张的导管。

【高倍镜】　瘤细胞可有合体细胞特征，单个瘤细胞的边界不清；瘤细胞大小、形状及核方向多样，常见核沟及核内包涵体，有时可以看到核分裂。可以存在大汗腺化生。有时可以看到坏死、泡沫样细胞、钙化。可以形成实性的、筛状的或微乳头结构（图11-7）。

【观察要点】 乳腺导管层次增多，超过正常的乳腺的两层结构（肌上皮细胞和腺上皮细胞层），细胞杂乱的紧密增生。以上皮实性或多孔增生为特征，细胞流水样排列，特别是在孔的中心部位。

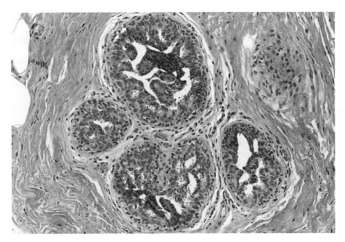

图 11-7 乳腺普通型导管增生

2. 乳腺纤维腺瘤（fibroadenoma of breast）

【肉眼观】 取材组织为部分肿瘤，外被部分被膜。肿瘤组织呈编织状，其内可见部分蓝染的条索状结构。

【低倍镜】 瘤组织由增生的腺管和纤维结缔组织构成（图11-8），并根据两种成分的多少和分布情况分为：管内型、管周型和混合型。管内型者增生的腺体被大量增生的纤维挤压，腺管变形成为弯曲、狭窄有分支的裂隙；管周型者腺体以增生为主，增生的纤维围绕在腺管周围；混合型者表现为前两者混合而成。

【高倍镜】 增生的腺体上皮细胞呈立方形或柱状，外周为肌上皮细胞，使腺体细胞呈两层，细胞异型性小；增生的纤维组织可发生黏液样变、胶原化和玻璃样变。

【观察要点】 纤维瘤外有包膜，质韧，切面呈灰白色，有光亮，肉眼可见许多排列不整齐的裂隙。镜下可见腺管样结构增生，上皮细胞核异型性小，核分裂象少见。

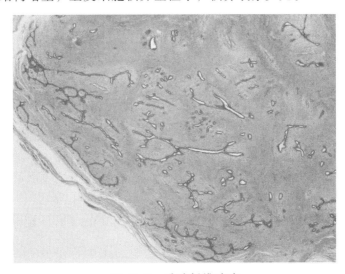

图 11-8 乳腺纤维腺瘤

3. 乳腺癌（浸润性导管癌）（infiltrating ductal carcinoma）

【肉眼观】　肿瘤组织深染，呈巢状或团索状，并向周围间质浸润。

【低倍镜】　癌细胞成实性团块状或小条索状，浸润于纤维间质中，实质与间质量大致相等（图11-9）。

【高倍镜】　癌细胞多形性，核异型性明显，核分裂象多见。

【观察要点】　癌细胞突破基底膜向间质内浸润性生长，间质有致密的纤维组织增生。组织学形态多种多样，癌细胞排列成巢状、团索状，或伴有少量腺样结构。可保留部分原有的导管内原位癌结构，或完全缺如。常见局部肿瘤细胞坏死。癌细胞周围间质有致密的纤维组织增生，癌细胞在纤维间质内浸润生长。

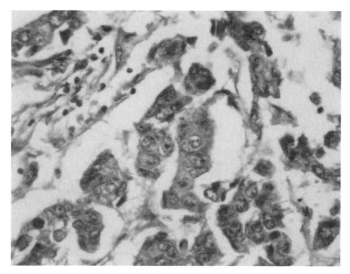

图 11-9　乳腺癌（浸润性导管癌）

4. 慢性宫颈炎（chronic cervicitis）

【肉眼观】　表面可见充血之黏膜，部分腺体管腔扩张，内有较多粉红色分泌物。

【低倍镜】　宫颈黏膜部分鳞状上皮脱落，由柱状上皮取代，其下固有膜充血和水肿、炎细胞浸润（图 11-10）。

【高倍镜】　固有膜毛细血管扩张、充血、间质水肿，慢性炎细胞浸润（淋巴细胞、浆细胞为主），部分区域见腺体增生、扩张成囊状。

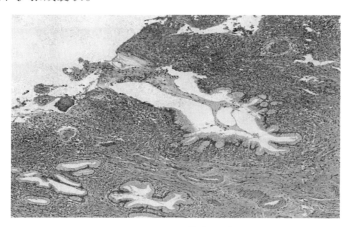

图 11-10　慢性宫颈炎

【观察要点】 子宫颈部分鳞状上皮被外移的柱状上皮所取代。邻近的鳞状上皮向覆盖糜烂面的柱状上皮下生长，最后完全由鳞状上皮覆盖。糜烂的愈合常呈片块状分布，可见大量炎细胞浸润，也可见红细胞。

5. 子宫内膜增殖症（endometrial hyperplasia）

【肉眼观】 由浅入深，依次可见较薄的深染的黏膜、固有腺、较厚的红染的肌层。

【低倍镜】 子宫内膜腺体明显增生，腺体大小不一，分布不均，偶见腺体扩张成囊状（图11-11）。

【高倍镜】 腺上皮细胞呈柱状，缺乏分泌，排列成假复层，有时形成乳头突入腺腔，核分裂象常见。间质也增生，间质细胞排列密集。

【观察要点】

子宫内膜单纯增生：病变呈弥漫性，累及内膜的功能层与基底层，腺体大小不一，轮廓较平滑。腺上皮细胞的形态与正常的增殖晚期相似，不具有异型性。

子宫内膜复杂增生：病灶呈局灶性，病变为腺体成分的局灶性增生而不累及间质。病变区腺体拥挤，可以"背靠背"，间质明显减少。腺体的轮廓不规则，或弯曲呈锯齿状，或形成腺腔内乳头。无腺上皮细胞的异型性。

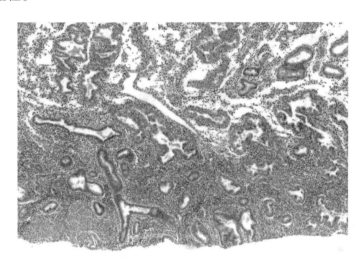

图11-11 子宫内膜增殖症

6. 子宫平滑肌瘤 （leiomyoma of uterus）

【肉眼观】 切面呈可见漩涡状或编织状纹理。

【低倍镜】 瘤实质由形态较一致的长梭形瘤细胞所构成，呈纵横交错排列，间质为少许血管和疏松结缔组织（图11-12）。

【高倍镜】 瘤细胞形态一致，细胞核呈长杆状，两端略钝圆，胞质红染。

【观察要点】 肿瘤由分化成熟的平滑肌纤维构成，细胞核异型性不明显。

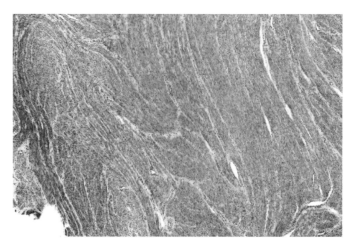

图 11-12　子宫平滑肌瘤

7.　宫颈鳞癌（squamous cell carcinoma of cervix）

【肉眼观】　表面为部分黏膜层，黏膜下层及部分肌层中有较多巢状分布的深染区占据。

【低倍镜】　癌细胞成巢状分布，部分癌巢中央可见坏死（图 11-13）。

【高倍镜】　癌细胞异型性明显，细胞体积大，椭圆形或长梭形。核大，大小不等，圆形、椭圆形或不规则形，有较多核分裂象。可见部分细胞角化及角化倾向，角化珠形成，癌细胞排列成片状，条索状，互相连接。

【观察要点】　镜下见大量组织异型性鳞状细胞。癌细胞椭圆形。核大，圆形，核仁明显。癌细胞有角化倾向。

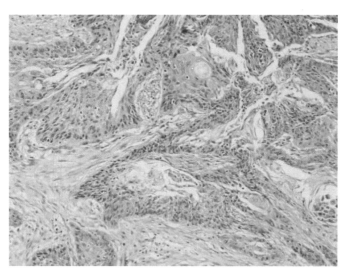

图 11-13　宫颈鳞癌

8.　卵巢乳头状浆液性囊腺癌（serous papillary cystadenocarcinoma）

【肉眼观】　带部分囊壁的肿瘤组织，腔内可见较多分泌物，部分囊壁增生、深染。

【低倍镜】　肿瘤形成囊腔，囊壁为乳头状增生；囊内可见红染的浆液。

【高倍镜】　上皮细胞高度增生，细胞层次不等，细胞多于 3 层，乳头分支增多，乳头间质减少，被覆上皮明显呈多形性；胞核异型，染色质增多，可见核分裂。上皮细胞侵入结缔组织间质轴（乳头间质）或囊壁上皮下组织，砂粒体多见。有时这种改变仅局限于肿瘤的一小部分（图 11-14）。

【观察要点】　有间质浸润，或血管内有瘤栓，肿瘤细胞有重度异型性；在乳头间质可见砂粒体。

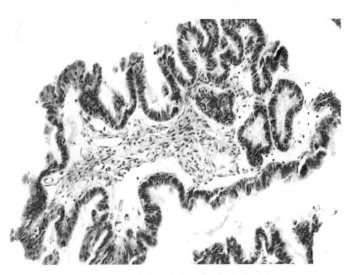

图 11-14　卵巢乳头状浆液性囊腺癌

9. 葡萄胎（hydatidiform mole）

【肉眼观】　较多大小不等的绒毛结构，部分绒毛可见间质水肿淡染。

【低倍镜】　胎盘绒毛肿大，绒毛间质高度水肿，并形成水泡（图 11-15）。

【高倍镜】　绒毛间质高度水肿，间质内血管减少或消失；绒毛表面细胞滋养层细胞和合体滋养层细胞增生活跃，有的形成团块。合体滋养层细胞胞质红染，核大深染不规则，细胞边界不清，细胞滋养层细胞质淡染，核圆形或椭圆形，细胞呈镶嵌状排列，可见核分裂象。

【观察要点】　绒毛间质高度水肿；绒毛间质内血管消失，或见少量无功能地毛细血管，内无红细胞；滋养层细胞有不同程度增生，增生的细胞包括合体细胞滋养层细胞和细胞滋养层细胞。

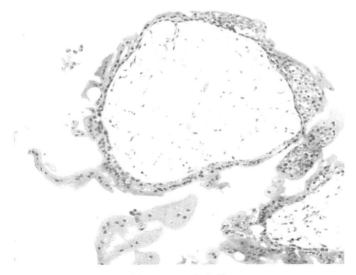

图 11-15　葡萄胎

10. 绒毛膜癌（choriocarcinoma）

【肉眼观】　破絮状结构，内有较多出血灶。

【低倍镜】　癌组织由两种细胞组成，不见绒毛，无间质和血管，侵入子宫平滑肌层，伴有出血坏死和炎细胞浸润。

【高倍镜】　一种癌细胞与细胞滋养层细胞相似，细胞界限清楚，胞质丰富而淡染，核大而圆，核膜增厚，核空泡状；另一种癌细胞与合体滋养层细胞相似，体积大，形态不规则，胞质丰富红染或嗜双色，核长椭圆形，深染。两种癌细胞多少不等，彼此紧密镶嵌，组成不规则的团块状或条索状（图 11-16）。

【观察要点】 不形成绒毛结构。癌组织没有间质，瘤组织由分化不良的细胞滋养层癌细胞和合体细胞滋养层癌细胞组成，癌细胞呈团、片排列，细胞异型性明显，核分裂象易见。

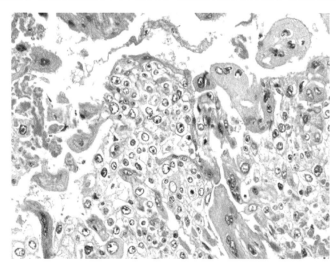

图 11-16 绒毛膜癌

11. 前列腺增生（hyperplasia of prostate）

【肉眼观】 前列腺内可见腺管呈蜂窝状或有小囊腔状。

【低倍镜】 前列腺腺体、平滑肌和纤维组织呈不同程度增生。

【高倍镜】 腺上皮增生活跃呈乳头状突入腺腔或扩张成囊；腺细胞分化好，有些可呈高柱状，核位于基底部，排列整齐；有些增生如泡团样，腺腔中可见红染同心圆状淀粉样小体；间质中可有淋巴细胞浸润（图 11-17）。

【观察要点】 大量增生腺体，可见增生小结节，增生的早期结节可由疏松的纤维组织和平滑肌成分组成，以后可出现纤维、腺体、平滑肌增生性结节。其中腺体常呈囊性扩张，腺腔内有淀粉样小体或钙化的小结。

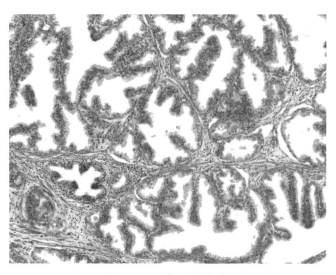

图 11-17 前列腺增生

12. 前列腺癌（carcinoma of prostate）

【肉眼观】 实性组织，可见散在的腺管样结构，杂乱分布。

【低倍镜】 高分化腺癌：癌细胞排列成大小不等的腺样结构，颇似前列腺增生腺体；中分化腺癌：全部或部分呈腺样结构，但腺体排列较紊乱；低分化腺癌：癌细胞排列成实性团块或条索状，细胞异型性明显（图 11-18）。

【高倍镜】 癌细胞体积小，呈多角形，立方形或柱状；胞质中等量，粉红染或透明或空泡状；核深染，可见不同程度的核分裂象。癌细胞可排列成拱桥状。

【观察要点】 高分化前列腺癌最多见，癌细胞排列成大小不等的腺样结构，癌细胞体积较小，核较深染，上皮细胞往往呈多层排列并较不规则，常可见癌组织向间质浸润生长；中分化腺癌全部或部分呈腺样结构，腺体排列较紊乱，核异型性较明显，可形成筛状结构；低分化腺癌的癌细胞一般较小，排列成实体团块或条索，腺腔样结构很少。

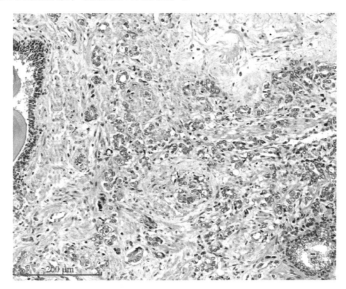

图 11-18 前列腺癌

▶▶ 临床病理讨论 ◀◀◀

患者张某，女，48 岁。乳房包块 1 年，生长速度加快月余。1 年前无意中发现左乳腺外上方有一黄豆大小的肿块，无疼痛，局部不红不热，未引起重视。近 1 月生长速度较快，现已长大至拇指大，乃就诊入院。体检：双乳不对称，左侧外上象限明显隆起。皮肤表面呈橘皮样改变，乳头略向下凹陷。扪之发现一个 2.5 cm 直径的包块，质地较硬，边界欠清楚，较固定。左侧腋窝可触及 2 个黄豆大淋巴结。手术中病理发现：肿瘤直径约 2 cm，呈浸润性生长，状如蟹足，质灰白，有浅黄色小点。镜下，见瘤细胞成巢状排列，与间质分界清楚。瘤细胞呈条索状，无腺腔形成。瘤细胞大小、形态不一，核深染可见病理性核分裂象。巢状瘤细胞之间为大量的纤维增生，其中见到新生的小血管。

讨论题：

1. 本病的临床诊断是什么？

2. 乳房皮肤的局部表现是怎样形成的？

3. 腋下淋巴结可能有何病变？

▷▷ 课程思政自读素材 ◁◁◁

"两癌"筛查

此处"两癌"指的是宫颈癌和乳腺癌。"两癌"筛查就是指通过先进的检查手段，排查出受检者是癌症还是一般的妇科疾病。其目的是将这两种危害女性健康的癌症，尽早地排查出来。做到早诊断、早发现、早预防、早治疗。宫颈癌的发病率在女性生殖系统肿瘤中仅次于乳腺癌，居第二位。我国每年约有 5 万人死于宫颈癌，且农村高于城市。

2009 年 3 月 5 日，"在农村妇女中开展妇科疾病定期检查"这 16 个字被写进了政府工作报告。截至 2012 年，每年的政府工作报告均写上了"两癌筛查"的工作任务，并首次在 2011 年的《医药卫生体制改革近期重点实施方案（2009 - 2011 年）》中写上"逐步开展宫颈癌、乳腺癌两癌查治等重大公共服务项目"。财政部拨出资金从 2009 年开始做出 3 年的计划，要在 1 200 万农村妇女当中进行子宫颈癌的检查，在 120 万妇女当中进行乳腺癌的检查，至 2021 年以后形成长期机制。

【思政内涵】 关爱健康；社会责任；科学精神。

▷▷ 参考资料 ◁◁◁

[1] 张天泽，徐光炜. 肿瘤学. 天津：天津科学技术出版社，1996.

[2] 孙燕. 内科肿瘤学. 5 版. 北京：人民卫生出版社，2005.

[3] 张惜阴. 临床妇科肿瘤学. 2 版. 上海：复旦大学出版社，2002.

[4] 朗景和，向阳，等译. 临床妇科肿瘤学. 6 版. 北京：人民卫生出版社，2003.

[5] 连利娟. 林巧稚妇科肿瘤学. 3 版. 北京：人民卫生出版社，2001.

[6] L.Maximilian Buja Gerhard R.F.Krueger. Netter's Illustrated Human Pathology. 北京：人民卫生出版社，2008.

[7] http://library.med.utah.edu/WebPath/webpath.html.

[8] http://pathol.med.stu.edu.cn/pathol.

[9] http://course.jingpinke.com/yixue/binglixue1/jpkc/jpkc.htm.

[10] http://cai.csu.edu.cn/jpkc/WebBl/index.html.

[11] http://202.98.152.167：82/book-show/c/1011/windex.html.

（程　丽）

第十二章

内分泌系统疾病

>> 学习纲要 <<<

内分泌系统（endocrine system）是机体的调节系统，与神经系统相辅相成，共同维持内环境的稳定，调节机体的生长发育和各种代谢活动，并控制生殖，影响行为。内分泌系统由内分泌腺和分布于其他器官的内分泌细胞组成。内分泌细胞的分泌物称激素（hormone）。

内分泌系统 {
内分泌器官：垂体、甲状腺、甲状旁腺、肾上腺、松果体
内分泌组织：胰岛、睾丸间质细胞、卵泡、黄体
散在分布的内分泌细胞：如APUD系统的细胞
}

一、垂 体

垂体位于蝶鞍垂体窝内，由腺垂体和神经垂体两部分组成。

（一）腺垂体

腺垂体主要由腺细胞构成，细胞排列成团和索状。细胞可分三类（见表 12-1）。

表 12-1 腺垂体细胞分类

细 胞	分泌的激素	功 能
嗜酸性细胞	生长激素	促进骨的生长，幼年分泌过多引起巨人症，分泌过少引起侏儒症
	催乳素	促进乳腺发育及乳汁分泌
嗜碱性细胞	促甲状腺激素	促进甲状腺分泌甲状腺素
	促性腺激素	促进生殖细胞的发育及性激素分泌
	促肾上腺皮质激素	促进肾上腺皮质分泌糖皮质激素
嫌色细胞		无分泌机能

（二）神经垂体

神经垂体无分泌功能，只是储存和释放下丘脑视上核和室旁核分泌的血管加压素和催产素。

二、垂体腺瘤（pituitary adenoma）

垂体腺瘤是垂体前叶腺细胞形成的良性肿瘤，占颅内肿瘤的 10%~15%，临床有特殊表现：

① 功能性垂体腺瘤分泌过多的某种激素，表现为有关功能亢进，但晚期可由于肿瘤过大压迫血管，引起大面积坏死而转为功能低下。② 压迫正常垂体组织使其激素分泌障碍，表现为功能低下。③ 当直径超过 1 cm 时，将使蝶鞍扩大，直径超过 2 cm 时常向鞍上、蝶窦伸展，压迫视交叉及视神经，引起同侧偏盲或其他视野缺失及其他神经系统症状。

垂体腺瘤生长缓慢，发现时大小不一、小者直径仅数毫米，大者可达 10 cm，肿瘤多数有包膜，少数微小腺瘤可无包膜，不易与局灶性增生区别。肿瘤一般柔软，灰白或微红，有时可见灶状缺血性坏死或出血。

三、甲状腺

甲状腺分左右两叶，中间以峡部相连。甲状腺表面包有薄层结缔组织被膜。结缔组织伸入腺实质，将其分成许多大小不等的小叶，每个小叶内含有 20 ~ 40 个甲状腺滤泡和许多滤泡旁细胞。甲状腺滤泡的滤泡腔内含碘化甲状腺球蛋白的胶质，滤泡壁单层立方上皮合成分泌甲状腺素；滤泡间的少量滤泡旁细胞分泌降钙素，可降低血钙。

四、甲状腺疾病

（一）弥漫性非毒性甲状腺肿（diffuse nontoxic goiter）

1. 病因及发病机制

缺碘，促甲状腺肿因子，高碘，遗传与免疫。

2. 病理变化

分 3 期，即增生期，胶质贮积期，结节期。

（二）弥漫性毒性甲状腺肿（diffuse toxic goiter）

1. 病因及发病机制

认为是一种自身免疫性疾病，依据：① 血中球蛋白增高；② 血中存在与 TSH 受体结合的抗体；③ 可能与遗传有关；④ 有的因创伤，可能干扰了免疫系统而促进自身免疫疾病的发生。

2. 病理变化

滤泡上皮增生呈高柱状，可有乳头样增生；滤泡腔内胶质稀薄，周边出现大小不一的上皮细胞吸收空泡；间质血管充血、淋巴组织增生。

（三）甲状腺功能低下（hypothyroidism）

1. 概　念

甲状腺素合成和释放减少或缺乏而出现的综合征。

2. 临床表现

甲状腺功能低下可发生：克汀病或呆小症、黏液性水肿。

（四）甲状腺炎

1. 亚急性甲状腺炎（subacute thyroiditis）

是一种与病毒感染有关的巨细胞性或肉芽肿性炎症。病理特征：甲状腺部分滤泡破坏，胶质外溢，引起巨细胞性肉芽肿，似结核结节，但无干酪样坏死。

2. 慢性甲状腺炎

分类及病变：

（1）慢性淋巴细胞性甲状腺炎（chronic lymphocytic thyroiditis）：又称桥本甲状腺炎或自身免疫性甲状腺炎，是一种自身免疫性疾病，中年女性多见，出现甲状腺无痛性弥漫性肿大。病理特征：甲状腺实质广泛破坏、萎缩、大量淋巴细胞浸润，淋巴滤泡形成，纤维组织增生。

（2）纤维性甲状腺炎（fibrous thyroiditis）：又称 Riedel 甲状腺肿或慢性木样甲状腺炎，因甲状腺呈结节状、质硬如木而得名，少见，原因不明。病理特征：甲状腺滤泡萎缩，大量纤维组织增生，少量淋巴细胞浸润。

（五）甲状腺腺瘤（thyroid adenoma）

1. 概　念

甲状腺滤泡上皮发生的一种常见的良性肿瘤。

2. 临床表现

中青年女性多见，无意中发现颈部肿块，可随吞咽活动而上下移动，生长缓慢。

3. 病理变化

肉眼观：多为单发，圆或类圆形肿块，直径为 3～5 cm，切面多为实性，灰红色或棕黄色，可伴有出血坏死、囊性变、钙化和纤维化，包膜完整。

组织形态学分类：① 单纯型腺瘤；② 胶样型腺瘤；③ 胎儿型腺瘤；④ 胚胎型腺瘤；⑤ 嗜酸细胞型腺瘤；⑥ 非典型腺瘤。

（六）甲状腺癌（thyroid carcinoma）

1. 乳头状癌（papillary carcinoma）

最常见，青少年女性多（占 60%），恶性程度低，愈后好，局部淋巴结转移比较早。

2. 滤泡性癌（follicular carcinoma）

40% 以上女性多见，恶性程度高，预后差，早期血道转移。

3. 髓样癌（medullary carcinoma）

少见（占 5%～10%），40～60 岁高发，滤泡旁细胞来源的恶性肿瘤，属 APUD 瘤范畴，90%的肿瘤分泌降钙素及其他多种激素。

4. 未分化癌（undifferentiated carcinoma）

较少见，生长快，早期浸润和转移，恶性程度高，预后差。
甲状腺癌的组织学类型及其病理特征（见表 12-2）。

表 12-2　甲状腺癌的组织学类型及其病理特征

类　型	结　构	细胞特征	其他特征
乳头状癌	乳头状结构	立方或矮柱状，核呈毛玻璃状，有核沟	间质有砂粒体
滤泡癌	滤泡状结构	呈嗜酸性	侵犯包膜及血管
髓样癌	簇状、条索状结构	圆形，多角形或梭形瘤细胞	间质内有淀粉样物质和钙盐沉着
未分化癌	无乳头、滤泡结构	异型性显著，常有巨核细胞或多核巨细胞	

五、肾上腺

肾上腺位于肾的上方，右侧肾上腺呈扁平三角形，左侧呈半月形。成人的每侧肾上腺重 4～5 g。肾上腺实质由周围的皮质和中央的髓质两部分构成（见表 12-3）。

表 12-3　肾上腺的结构与功能

分　部		结构特点	分泌的激素	功　能
皮质	球状带	低柱状细胞，排列成环状或半环状	盐皮质激素（醛固酮）	调节体内钠、钾和水的平衡
	束状带	多边形细胞，排列成索状	糖皮质激素	调节糖和蛋白质等的代谢
	网状带	多边形细胞，细胞索排列成网状	雄激素及少量雌激素	促进生殖器官发育，维持第二性征
髓　质		由髓质（嗜铬）细胞构成	肾上腺素，去甲肾上腺素	使心跳加快、加强，使小动脉收缩，血压升高

六、肾上腺肿瘤

（一）肾上腺皮质腺瘤（adrenocortical adenoma）

肾上腺皮质腺瘤与局灶性结节性增生的病变相似，两者可以并发。部分腺瘤为功能性，可引起醛固酮增多症或 Cushing 综合征，在形态上与非功能性腺瘤没有区别。

（二）肾上腺皮质癌（adrenocortical carcinoma）

甚少见，一般为功能性，发现时一般比腺瘤大，重量常超过 100 g，呈浸润性生长，正常肾上腺组织破坏，向外侵犯周围脂肪组织甚至该侧肾。小的腺癌可有包膜。切面棕黄色，常见出血、坏死及囊性变。镜下分化差者异型性高，瘤细胞大小不等，并可见怪形核及多核，核分裂象多见。

（三）嗜铬细胞瘤（phenochromocytoma）

80%～90% 发生于肾上腺髓质，绝大部分为单侧单发性，偶尔见于双侧，90% 为良性，好发于30～50 岁。肿瘤细胞可分泌去甲肾上腺素和肾上腺素，以去甲肾上腺素为主，偶尔也分泌多巴胺及其他激素，良、恶性肿瘤在细胞形态方面无截然界限，包膜被侵犯并不能作为恶性的肯定证据，但如有周围组织浸润及转移，则属恶性无疑。

七、胰岛疾病

（一）胰　岛

胰岛主要由有 A、B、D 和 PP 四种内分泌细胞组成，A 细胞分泌胰高血糖素，使血糖升高；B 细胞数量最多，分泌胰岛素，使血糖降低；D 细胞分泌生长抑制素，调节 A、B 细胞的分泌活动；PP 细胞分泌胰多肽，有抑制胃肠运动，减弱胆囊收缩，增强胆总管括约肌收缩等作用。

（二）糖尿病（diabetes mellitus）

一般分为原发性糖尿病和继发性糖尿病。原发性糖尿病又分为胰岛素依赖型糖尿病和非胰岛素依赖型糖尿病两种。

1. 胰岛病变

Ⅰ型糖尿病早期为非特异性胰岛炎，继而胰岛 B 细胞颗粒脱失、空泡变性、坏死、消失，胰岛变小、数目减少，纤维组织增生、玻璃样变；Ⅱ型糖尿病早期病变不明显，后期 B 细胞减少，常见胰岛淀粉样变性。

2. 血管病变

细、小动脉玻璃样变性；大、中动脉有动脉粥样硬化或中层钙化。

3. 肾脏病变

结节性肾小球硬化，弥漫性肾小球硬化，肾小管上皮细胞颗粒样和空泡样变性（属退行性变），晚期肾小管萎缩。肾间质纤维化，入球和出球小动脉硬化。肾动脉及其主要分支动脉粥样硬化，肾乳头坏死。

4. 视网膜病变

微小动脉瘤，小静脉扩张、渗出、水肿、微血栓形成、出血等，纤维组织增生、新生血管形成。

5. 神经系统病变

周围神经可因血管病变引起缺血性损伤，脑细胞可发生广泛变性。

6. 其他组织或器官病变

可出现皮肤黄色瘤、肝脂肪变和糖原沉积、骨质疏松、糖尿病性外阴炎及化脓性和真菌性感染等。

▶▶ 实验内容 ◀◀◀

（一）标本观察

1. 弥漫性胶性甲状腺肿（diffuse colloid goiter）

标本为切除的甲状腺，甲状腺呈弥漫性肿大，表面光滑（图 12-1）。质地较软，切面呈半透明，枣红色，可见滤泡扩大，由纤细的结缔组织分隔。

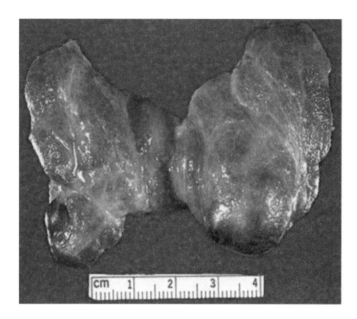

图 12-1　弥漫性胶性甲状腺肿

2. 结节性甲状腺肿（nodular goiter）

标本为切除之甲状腺，甲状腺肿大，有许多结节，大小不一，境界清楚，无包膜或包膜不完整，结节内常发生出血，坏死及囊性变（图 12-2）。

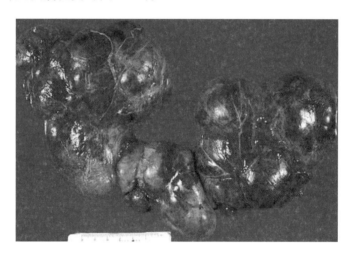

图 12-2　结节性甲状腺肿

3. 甲状腺腺瘤（thyroid adenoma）

标本为单纯切除之腺瘤或次全切除之甲状腺叶，肿瘤呈球形对剖，直径均 2 cm，包膜完整，肿瘤中央可见出血，坏死（图 12-3）。

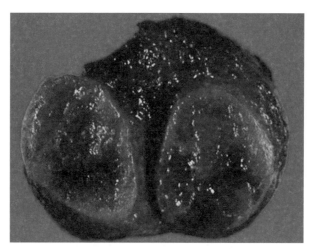

图 12-3 甲状腺腺瘤

4. 甲状腺乳头状癌（papillary carcinoma of thyroid）

标本为对剖之甲状腺、甲状腺组织内见圆形肿块，无包膜，分界尚清，切面灰白色，细乳头状或颗粒状（图 12-4）。

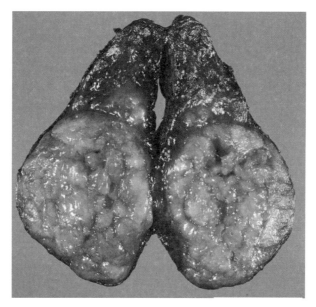

图 12-4 甲状腺乳头状癌

（二）切片观察

1. 弥漫性胶性甲状腺肿（non-toxic goiter）

【肉眼观】 可见含丰富的淡褐色半透明胶质位于甲状腺腺管内。

【低倍镜】 可见甲状腺滤泡扩大，滤泡腔大小不等，滤泡腔内积满均质红染的胶质（图 12-5）。

【高倍镜】 可见滤泡上皮受压扁平，少数滤泡上皮向腔内呈乳头状生长。

【观察要点】 滤泡上皮增生肥大，伴小滤泡增生；大部分滤泡显著扩大，内积多量胶质；滤泡大小差异显著。

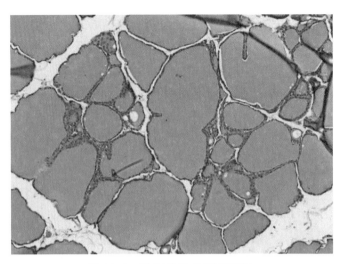

图 12-5　弥漫性胶性甲状腺肿

2. 毒性甲状腺肿 (toxic goiter)

【肉眼观】　取材组织为带部分被膜的甲状腺组织，其内可见腺样结构。

【低倍镜】　甲状腺滤泡增生，数量增多；滤泡内胶质减少，近上皮细胞处可见许多吸收空泡，间质血管丰富，淋巴细胞呈灶性浸润（图 12-6）。

【高倍镜】　滤泡上皮呈柱状，细胞形态一致，无异型性，有的上皮突向腔内形成乳头。

【观察要点】　滤泡弥漫增生，大小不等，以小型滤泡为主；滤泡内胶质少而稀薄，出现吸收空泡；间质血管丰富，充血，有淋巴细胞浸润和淋巴滤泡形成。

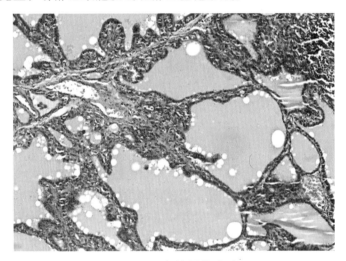

图 12-6　毒性甲状腺肿

3. 甲状腺腺瘤 (thyroid adenoma)

【肉眼观】　取材组织为腺瘤边缘区，深染区为腺瘤组织，边缘为受压的正常甲状腺组织。

【低倍镜】　肿瘤一边可见薄层致密红染的纤维包膜，包膜外可见一些受压变扁的正常甲状腺滤泡（图 12-7）。

【高倍镜】　肿瘤实质为大小不等的滤泡，滤泡由立方的滤泡上皮细胞围成，其核深染，大小一致；滤泡中充满红染的胶质，其形态与正常甲状腺滤泡相似。有些地方瘤细胞成小团状，未形成滤泡；肿瘤间质由少量血管和结缔组织所构成。

【观察要点】　有完整的纤维包膜，包膜内外甲状腺组织结构不同，包膜内组织结构相对一致，包膜内瘤组织压迫包膜外甲状腺组织，常为单发孤立性结节。

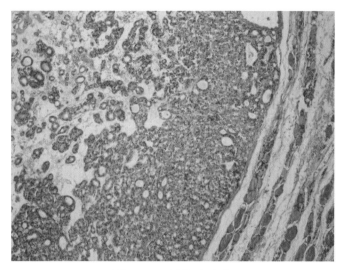

图 12-7　甲状腺腺瘤

4. 甲状腺乳头状癌（papillary carcinoma of thyroid）

【低倍镜】　瘤细胞呈细乳头状排列，间质为纤细的纤维脉管束，有些区域间质可见少数深蓝色同心圆状砂粒体（图 12-8）。

【高倍镜】　瘤细胞形态较一致，核透明，呈毛玻璃样。

【观察要点】　①癌组织围绕纤维血管中心轴呈乳头状排列，乳头分支较多。②癌细胞核染色质少，呈透明或毛玻璃状，无核仁。③包膜及血管有癌细胞浸润。

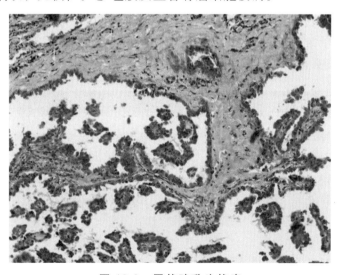

图 12-8　甲状腺乳头状癌

▶▶ 临床病理讨论 ◀◀◀

程某，女，26 岁，因心悸、多汗怕热、食欲增加、消瘦、双眼球前突，来我院就诊入院。

体格检查：T37.2 ℃，P102 次/分，R20 次/分，BP：60/70 mmHg。双眼球前突，手掌心潮湿，有明显的手震颤。双侧甲状腺弥漫性对称性肿大，可闻及血管杂音。心尖区第一心音亢进，可闻及Ⅱ级收缩期杂音，间或闻及早搏。胸片未见异常。腹平软，肝脾未触及。

化验结果：FT3 35pmol/L，FT4 16pmol/L，（正常值 FT3 9～25pmol/L，FT4 3～9pmol/L）TRH 兴奋实验无反应。

讨论题：

1. 该病人患何种疾病?诊断依据是什么?

2. 预期的甲状腺病理改变如何?

▶▶ 课程思政自读素材 ◀◀◀

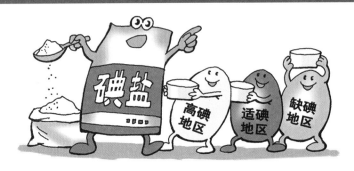

科学补碘，保护甲状腺健康

20 世纪 70～80 年代，我国因缺碘而导致地方性甲状腺肿患者约 3 500 万人、克汀病患者 25 万人。1979 年，我国碘缺乏病区实施食盐加碘的防治策略，碘缺乏病得到了控制，但并未消除。1995 年，我国实施全民食盐加碘措施。2000 年我国已在总体水平上消除了碘缺乏病。但科学研究发现，碘超足量和碘过量与某些甲状腺疾病相关，但碘缺乏的危险远远超过碘过量。2002 年，全民食盐加碘的碘含量下调，实行有区别的补碘政策。2012 年，我国停止了普及食盐加碘政策，允许各省自行确定碘浓度。目前，我国已经由碘缺乏国家变为碘营养充足国家，应当充分肯定全民食盐加碘的作用，应继续坚持科学补碘的方针，加强碘营养检测，实施个性化补碘。

【思政内涵】 大众健康；求真务实，实事求是，与时俱进。

▶▶ 参考资料 ◀◀◀

[1] 石玉秀. 组织学与胚胎学. 北京：高等教育出版社，2018.

[2] 李继承，曾园山. 组织学与胚胎学. 9 版. 北京：人民卫生出版社，2018.

[3] Kumar V, Abbas AK, Aster JC. 10th ed. Philadelphia: Elsevier Saunders, 2017.

[4] 步宏，李一雷. 病理学. 9 版. 北京：人民卫生出版社，2018.

[5] 王连唐. 病理学. 3 版. 北京：高等教育出版社，2018.

[6] 中国碘缺乏病防治策略研讨会工作组. 中国碘缺乏病防治策略研讨会专家共识. 中华地方病学杂志. 2015，34（09）：625-627.

（曹 慧）

第十三章

神经系统疾病

▶▶ 学习纲要 ◀◀◀

一、神经系统疾病的基本病变

（一）神经元的基本病变

（1）神经元急性坏死（红色神经元，red neuron）：神经元核固缩，胞体缩小变形，胞质尼氏小体（Nissl body）消失，HE 染色胞质呈深伊红色，因此称为红色神经元（red neuron）。

（2）单纯性神经元萎缩（simple neuWronal atrophy）：病变特点表现为神经元胞体缩小，核固缩而无明显的尼氏小体溶解。

（3）中央性 Nissl 小体溶解（central chromatolysis）：可逆性变性，神经元肿胀、变圆、核偏位，胞质中央的尼氏小体崩解，胞质着色浅而呈苍白均质状。

（4）神经元胞质内包涵体形成（intrancyto-plasmic inclusion）：Lewy 小体、Negri 小体。

（5）神经原纤维变性或神经原纤维缠结（neurofibrillary tangles）：神经原纤维变粗在胞核周围凝结卷曲呈缠结状。常见于 Alzheimer 病、Parkinson 病。

（二）神经纤维的基本病变

（1）Waller 变性（Wallerian degeneration）：包括轴索断裂崩解，髓鞘崩解脱失和细胞增生反应三个阶段。

（2）脱髓鞘（demyelination）：髓鞘板层分离、肿胀、断裂、崩解成脂质小滴。

（三）神经胶质细胞的基本病变

（1）反应性胶质化与胶质瘢痕：纤维型星形胶质细胞增生形成大量胶质纤维，最后成为胶质瘢痕。

（2）卫星现象（satellitosis）：指神经元胞体被 5 个以上的少突胶质细胞所围绕形成卫星样结构。

（3）噬神经细胞现象（neuronophagia）：坏死的神经元被增生的小胶质细胞或巨噬细胞吞噬的过程称为噬神经细胞现象。

（4）小胶质细胞结节：小胶质细胞常呈局灶性增生，聚集成团称胶质结节。

（5）格子细胞（gitter cell）：小胶质细胞或巨噬细胞吞噬神经组织崩解产物后，胞体增大，胞质中出现大量小脂滴，称为格子细胞或泡沫细胞。

二、中枢神经系统感染性疾病

（一）流行性脑脊髓膜炎（epidemic cerebrospinal meningitis）

（1）病因：脑膜炎双球菌。

（2）传播途径：呼吸道传染。

（3）病理变化：脑脊膜血管高度扩张充血，脓性渗出物覆盖于脑沟脑回致结构模糊不清。蛛网膜下腔增宽，大量中性粒细胞及纤维蛋白渗出和少量单核细胞、淋巴细胞浸润。

（4）临床病理联系：颅内压升高，脑膜刺激征，颅神经麻痹，脑脊液改变。

（二）流行性乙型脑炎（epidemic encephalitis）

（1）病因：乙型脑炎病毒。

（2）病变部位：以大脑皮质及基底核、视丘最严重，小脑皮质，延髓及脑桥次之。

（3）病变特点：① 血管周围淋巴细胞渗出呈袖套状浸润；② 神经细胞变性坏死，噬神经细胞现象，神经细胞卫星现象；③ 筛状软化灶形成；④ 胶质细胞增生，形成小胶质结节。

（4）临床病理联系：本病早期有病毒血症表现，脑神经麻痹、颅内压升高等症状，也可出现脑膜刺激症状。

三、神经系统肿瘤

（一）星形胶质细胞瘤（astrocytoma）

（1）占颅内肿瘤 78%，多为男性，大脑额叶和颞叶最多见。

（2）肉眼观察：大小可为数厘米大的结节至巨大肿块不等，分化好——境界不清；分化差——境界清，质地硬、或软、或呈胶冻状外观，也可见出血坏死，囊性变，颜色灰白、灰红、半透明。

（3）组织学分型：毛细胞型星形细胞瘤、室管膜下巨细胞星形细胞瘤、多形性黄色星形细胞瘤、弥漫型星形细胞瘤、间变型星形细胞瘤、胶质母细胞瘤。

（4）分 4 级：级别越高，瘤细胞密度增加，异型性、血管内皮细胞增生、肿瘤组织出血坏死等更为明显。4 级为高度恶性——又称多形性胶质母细胞瘤。

（二）少突胶质细胞瘤（oligodendroglioma）

（1）成人多见，好发于大脑皮质浅层，源于少突胶质细胞。

（2）大体：灰白灰红，半透明，出血，囊性变，钙化。

（3）镜下：细胞大小一致，核周空晕，有环绕神经元排列倾向，血管丰富，可见砂粒体。

（三）室管膜瘤（ependymoma）

（1）源于室管膜细胞，任何部位，以第四脑室多，儿童青少年。

（2）大体：瘤体边界清楚，球形或分叶状，切面灰白色，有时可见出血，钙化和囊性变。

（3）镜下：围绕血管——假菊形团，围绕空腔成腺管状——菊形团。

（四）髓母细胞瘤 （medulloblastoma）

儿童多见，源于小脑蚓部原始神经上皮或胚胎性外颗粒层细胞发生——多在小脑蚓部，未分化——所以有的向神经元分化，有的向胶质细胞，间质细胞分化。

（五）脑膜瘤（meningioma）

（1）颅内常见肿瘤，次于胶质瘤，多良性，生长缓慢，易手术，预后最好。

（2）颅内肿瘤起源：蛛网膜帽状细胞（脑膜皮细胞）。

（3）大体：肿瘤与硬脑膜紧密相连，胞膜完整，球形，膨胀式生长——压迫脑组织；切面灰白，实性，颗粒状，砂粒体。

（4）镜下：脑膜皮细胞旋涡状排列，中央血管壁透明变性，砂粒体。

（六）神经鞘瘤（neurilemoma）

（1）起源于胚胎期神经嵴来源的神经膜细胞或施万细胞，良性。

（2）好发部位：① 颅内：听神经的前庭（又称听神经瘤），小脑桥脑角和三叉神经等；② 周围神经：四肢屈侧较大的神经干；③ 椎管内。

（3）肉眼观察：多呈圆形或分叶状，界限清楚，包膜完整，切面灰白色或灰黄色，可见漩涡状结构，有时可见出血，囊性变。

（4）镜下：分束状型（Antoni A 型）和网状型（Antoni B 型）。

束状型：细胞呈梭形；细胞间界限不清，核呈梭形或卵圆形，相互紧密平行排列呈栅栏状或不完全的旋涡状，称 Verocay 小体。

网状型：细胞稀少，排列呈稀疏的网状结构，细胞间有较多的液体，常有小囊腔形成。

（5）临床表现：麻痹或疼痛，听觉障碍或耳鸣。

▶▶ 实验内容 ◀◀◀

（一）大体标本观察

1. 化脓性脑膜炎（purulent cerebral meningitis）

脑膜血管高度扩张、充血，其表面覆有一层灰黄色脓性渗出物（图 13-1）。以脑底、大脑顶与二侧面最为明显。此外可见脑回变宽，脑沟变浅。

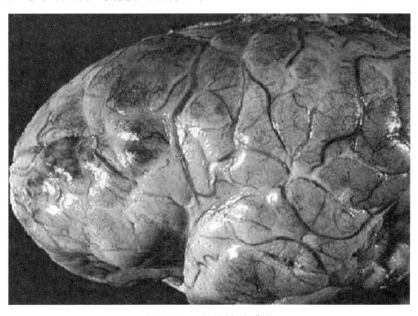

图 13-1　化脓性脑膜炎

2. 乙型脑炎（encephalitis type B）

脑的冠状切面，见脑灰质（或基底核）及脑灰、白质交界处有许多白色略透明之点状软化灶（图13-2）。

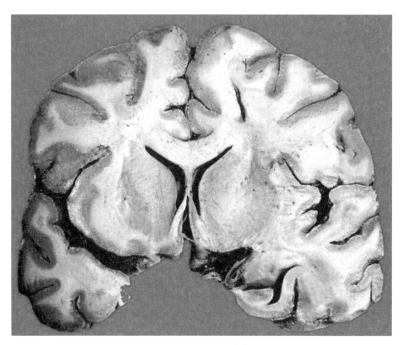

图 13-2　乙型脑炎

3. 神经鞘瘤（neurilemoma）

对剖，肿瘤有包膜，切面呈灰红，灰白色，新鲜鱼肉状质均匀，半透明（黏液样变性）（图13-3）。

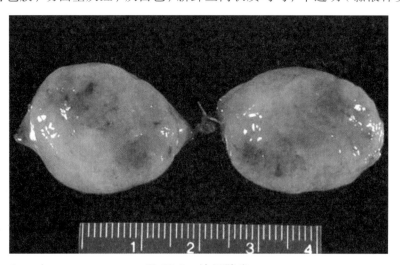

图 13-3　神经鞘瘤

4. 星形胶质细胞瘤（astrocytoma）

一侧大脑半球肿大，部分脑组织为肿瘤组织替代。肿瘤边界不清，切面呈灰白色，质均匀，其中可见坏死及小囊肿形成（图13-4）。周围脑组织受压萎缩。

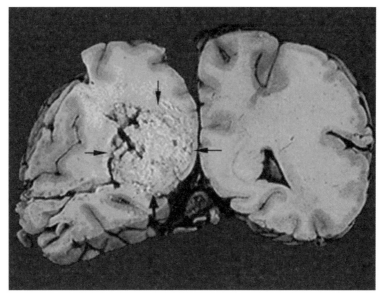

图 13-4 星形胶质细胞瘤

5. 脑膜瘤（meningioma）

肿瘤起源于脑膜，边界清楚，呈球形，切面灰白色，附近脑组织受压迫，分界清楚（图 13-5）。

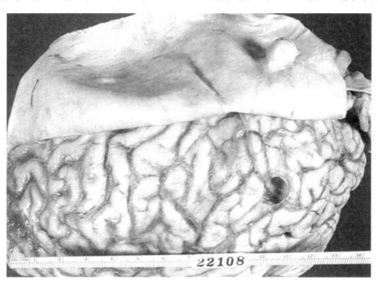

图 13-5 脑膜瘤

（二）切片观察

1. 化脓性脑膜炎（purulent cerebral meningitis）

【肉眼观】 取材组织为部分脑组织，脑沟处可见软脑膜，蓝染、部分区域可见扩张充血血管。

【低倍镜】 蛛网膜下腔间隙加大，充满大量的脓性渗出物，大脑蛛网膜下腔内的血管高度扩张、充血（图 13-6）。脑实质炎症反应不明显。

【高倍镜】 可见蛛网膜渗出的炎细胞为分叶的中性粒细胞及脓细胞，软脑膜亦由炎细胞浸润。大脑皮质正常。

【观察要点】 蛛网膜下腔充满大量的脓性渗出物，脑实质炎症反应不明显。

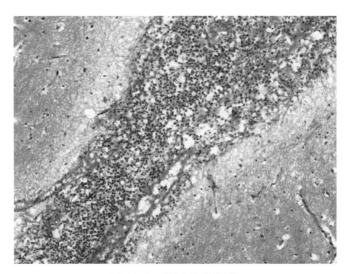

图 13-6　化脓性脑膜炎

2. 乙型脑炎（encephalitis type B）

【肉眼观】　部分带软脑膜的脑组织，软脑膜充血。

【低倍镜】　可见筛状软化灶，为神经组织的局灶性坏死、液化，形成质地疏松、染色较浅的病灶。脑组织内血管高度扩张充血，血管周围间隙加宽，淋巴细胞、单核细胞围绕血管周围形成袖套状浸润（图 13-7）。

【高倍镜】　神经细胞变性、肿胀，Nissl 小体消失，核偏位；严重时见核固缩，核溶解，核消失；有的变性神经细胞被增生的少突胶质细胞围绕，形成神经细胞卫星现象；有的变性坏死的神经细胞内出现小胶质细胞，称为噬神经细胞现象。脑组织内血管高度扩张充血，血管周围间隙加宽，淋巴细胞、单核细胞围绕血管周围形成袖套状浸润。小胶质细胞增生形成胶质细胞结节。

【观察要点】　神经细胞变性、坏死，神经细胞卫星现象，噬神经细胞现象。筛状软化灶。淋巴细胞血管袖套状浸润。胶质细胞增生。

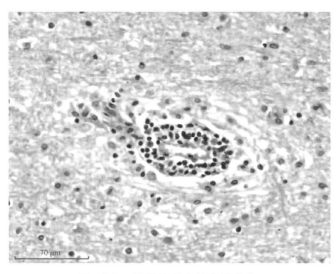

图 13-7　乙型脑炎（袖套现象）

3. 神经鞘瘤（neurilemmoma）

【肉眼观】　肿瘤呈结节状，编织状。

【低倍镜】　肿瘤组织由瘤细胞组成的栅栏状区域或疏网状区域构成。

【高倍镜】　肿瘤组织可见两种构型。束状型（Antoni A 型）：细胞细长、梭形、境界不清，核长椭圆形，互相紧密平行排列呈栅栏状或不完全的漩涡状，称 Verocay 小体。网状型（Antoni B 型）：细胞稀少，排列成稀疏的网状结构，细胞间有较多的液体，常有小囊腔形成。以上两型往往同时存在于同一肿瘤中（图 13-8），其中有过渡形式。

【观察要点】　肿瘤由 Antoni A 区和 Antoni B 区交替分布组成，两区之间可有移行，也可界限分明。

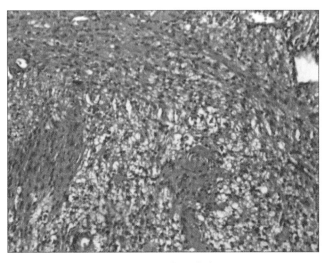

图 13-8　神经鞘瘤

4. 星形胶质细胞瘤（astrocytoma）

【肉眼观】　取材组织为部分脑组织，部分区域深染。

【低倍镜】　WHO II 级标本，该标本瘤细胞分化良好、细胞密度较低，与正常脑组织分界不清。

【高倍镜】　瘤细胞较稀疏，分布不均匀（图 13-9）。核周围可见少量胞质，突起多而细短，向四周伸出，胶质纤维少。瘤组织中细胞空隙增大，形成多数小囊，囊腔中可见淡伊红色液体积存。

【观察要点】　瘤细胞形态与正常星形胶质细胞相似，瘤细胞密度较低、体积较大，胞浆丰富，核偏位，无血管内皮增生及组织出血坏死。

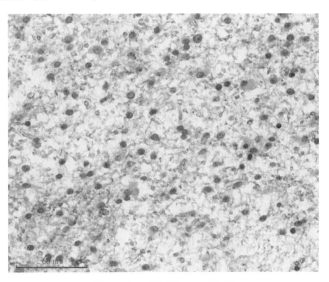

图 13-9　星形胶质细胞瘤

▶▶ 临床病理讨论 ◀◀◀

患儿高某，女性，5 岁。因高热、头痛、嗜睡 3 天，抽搐、不语 2 天，昏迷半小时入院。患儿于入院前 3 天出现高热、头痛、嗜睡，2 天前开始抽搐、不语，半小时前出现昏迷。未注射过预防针。体格检查：呈昏迷状，体温 40.6 ℃，脉搏 118 次/min，呼吸 40 次/min，血压 14.0/8.6 kPa，颈项强直，对光反射消失，Brudzinski 征（＋），Kering 征（＋）。心、肺、腹（－）。实验室检查：脑脊液中有白细胞 0.095×10^9/L，其中淋巴细胞 90%，蛋白（－）。入院后经对症及支持治疗无效于入院后 10 h 死亡。

尸检摘要：

身高 108 cm，发育、营养尚可，唇、指发绀。扁桃体大，有黄白色渗出物覆盖，镜下见中性粒细胞浸润；右肺 195 g，左肺 170 g，肺血管扩张充血，部分气管腔内有分泌物，支气管壁中有中性粒细胞浸润，部分肺泡腔内有淡红色无结构物质充填。肝 680 g，表面和切面呈红色与黄色相间，部分肝细胞胞质呈空泡状，并将细胞核挤压变形。脑 1 400 g，脑及脊髓有弥漫性胶质细胞增生及小结节形成，血管套现象，神经细胞变性及软化灶形成，脑组织病毒分离阳性。

讨论题：

1. 患者所患疾病及其诊断依据是什么？
2. 患者死亡原因是什么？

▶▶ 项式课程思政自读素材 ◀◀◀

"以身试药"顾方舟：他一生中最伟大的事，就是喂中国孩子吃糖丸

说起"中国脊髓灰质炎疫苗"可能知道的人不多，但要是提起我们小时候医院发的"糖丸"，很多人一定会有印象，那甚至可能是包括我在内很多人小时候最甜的回忆。此次我们要说的，就是曾在 1960 年带领团队研制出脊髓灰质炎活疫苗，被孩子们亲切地称之为"糖丸爷爷"的顾方舟。

顾方舟祖籍浙江宁波，1926 年 6 月出生在上海，是著名的医学科学家、病毒学专家。顾方舟 4 岁的时候，父亲就不幸去世，母亲为了养家糊口，辞去了教师的职业，只身前往杭州学习刚刚兴起的现代助产技术，早年顾方舟都是由外婆照看的。

1944 年顾方舟就读于北京大学医学院医学系，毕业后去往苏联医学科学院病毒研究所病毒学专业继续攻读博士学位。1955 年，顾方舟博士毕业回国，正赶上江苏南通一种"怪病"爆发，当时全市 1 600 多人突然瘫痪，其中大多为儿童，死亡人数达到了 466 人。这是一种隐性传染的病症，起初和感冒一样，可一旦发病，孩子的腿脚手臂无法动弹，如果炎症发作在延脑，更可能有生命危险。这就是俗称小儿麻痹症的脊髓灰质炎。当时病毒迅速蔓延到青岛、上海、济宁、南宁等地。因为生病的主要是 7 岁以下的孩子，一旦得病就无法治愈，疫情的爆发一度引起了社会的恐慌。

曾有家长背着孩子来找顾方舟，求他给孩子治病，可顾方舟也是束手无策，只能告诉孩子家长，自己也没有办法，这病暂时治不了。当时我国每年有一两千万新生儿出生，顾方舟知道，早一天研究出疫苗，就早一天挽救更多孩子的生命。1957 年，31 岁的顾方舟临危受命，在昆明远郊的山洞里建立了实验室，开始了脊髓灰质炎的研究工作。第二年，顾方舟从患者粪便中分离出了脊髓灰质炎病毒并成功定型，为免疫方案的制定提供了科学依据。

当时国际上存在"死""活"疫苗两种技术路线。在当时的情况下，死疫苗最为稳妥，而且比较成熟，缺点就是比较昂贵，效果不好，而且对当时我国的国力来说并非易事。而活疫苗效果高，但是安全性未知。

顾方舟深知世界上的科学技术，说到底还得自力更生，经过深思熟虑，顾方舟觉得，要在中国消灭脊髓灰质炎，就只能走活疫苗路线。按照他的计划，分为动物实验和临床试验。临床试验又分为Ⅰ、Ⅱ、Ⅲ三期。临床试验第一期要在少数人身上检验效果，这就意味着受试者面临着未知的风险，顾方舟选择用自己第一个试用，冒着瘫痪的危险，义无反顾地喝下了一小瓶疫苗。一周后，他的生命体征平稳，没有出现异常。但这并不表明疫苗就成功了，自己是成年人，本身对病毒有免疫力，要想进行下一个阶段，必须证明这个疫苗对儿童也安全才行，可谁又愿意把孩子给顾方舟做试验？

无奈之下，顾方舟做出了一个艰难的决定，瞒着妻子，给刚满月的儿子喂下了疫苗。随着顾方舟做出这样的选择，实验室一些研究人员也纷纷效仿，让自己的孩子参与这次临床试验，经历了漫长而又煎熬的一个月，孩子们一切正常，第一期临床试验终于顺利地通过了。

1960年，首批500万人份的疫苗在全国11个城市推广开来。疫情开始好转，但问题依然不小，首先是储藏条件不足，在当时许多地区的覆盖来说难度不小，其次就是针对的主要是孩子，服用也是问题。经过反复研究，终于顾方舟找到了一个办法，将疫苗做成了"糖丸"，不仅解决了孩子们不喜欢吃的问题，还比液体的疫苗保存期更持久，至此，陪伴了数代中国人的"糖丸"诞生了。

从1990年全国消灭脊髓灰质炎规划开始实施，到1994年发现最后一例患者后，至今未发生本土野病毒引起的脊髓灰质炎病例。2000年，"中国消灭脊髓灰质炎证实报告签字仪式"在原卫生部举行。可以说脊髓灰质炎在中国彻底消灭了。

2019年1月2日，顾方舟因病在北京逝世，享年92岁。同年9月17日，国家授予顾方舟"人民科学家"国家荣誉称号。他一生中最伟大的事，就是喂中国孩子吃糖丸；他把毕生的精力，都投入到消灭脊髓灰质炎这一可怕的儿童急性病毒传染病的战斗中，是中国组织培养口服活疫苗开拓者之一，为中国消灭"脊灰"的伟大工程做出了重要贡献。正如李以莞写给他的挽联："为一大事来，鞠躬尽瘁；做一大事去，泽被子孙"。

我们可能早已经记不起"糖丸"的具体味道，但我们会永远记住"糖丸爷爷"，记得"糖丸"很甜！

【思政内涵】 医者仁心；关爱生命；艰苦奋斗；科学精神；甘于奉献；大爱无疆。

▶▶ 参考资料 ◀◀◀

［1］ 李继承. 组织学与胚胎学. 9版. 北京：人民卫生出版社，2018.

［2］ Anthony L Mescher. Junqueira's Basic Histology Text & Atlas. Fourteenth Edition, cGraw-Hill Medical, 2016.

［3］ 李甘地，来茂德. 病理学（全国高等医药院校教材 供七年制临床医学等专业使用）. 北京：人民卫生出版社，2001.

［4］ http://basic.shsmu.edu.cn/hisemb/.

［5］ https://baijiahao.baidu.com/s?id=1662420964151043019&wfr=spider&for=pc.

（贾 翠）

第十四章

感染性疾病

▶▶ 学习纲要 ◀◀◀

一、结核病（tuberculosis）

（一）致病菌

结核分枝杆菌。

（二）结核病的基本病理变化

基本病理变化的转化规律：
（1）转向愈合：吸收、消散，纤维化、纤维包裹及钙化。
（2）转向恶化：浸润进展，溶解播散。
病变及病理特征见表 14-1。

表 14-1　结核病基本病变

病变	机体状态		结核杆菌		病理特征
	免疫力	变态反应	菌量	毒力	
渗出为主	低	较强	多	强	浆液性或浆液纤维素性炎
增生为主	较强	较弱	少	较弱	结核结节
坏死为主	低	强	多	强	干酪样坏死

（三）肺结核

1. 原发性肺结核

病变特点：原发综合征（primary complex）：原发病灶，结核性淋巴管炎及肺门淋巴结结核。
扩散方式与特点：以淋巴道播散、血道播散为主。

2. 继发性肺结核的类型及特点

（1）局灶性肺结核：继发性肺结核早期病变，多在肺尖形成小病灶，有纤维包裹，以增生性病变为主，中央为干酪样坏死。属非活动性结核病。

（2）浸润性肺结核：最常见的活动性、继发性肺结核。多由局灶性肺结核发展而来。常在肺尖形成结节状病灶，病灶较大，以渗出为主。

（3）慢性纤维空洞性肺结核：肺内有一个或多个厚壁空洞，多位于肺上叶，病灶新旧不同，薄壁空洞形成，肺组织弥漫纤维化。属开放性肺结核。

（4）干酪样肺炎：病变广泛，以干酪样坏死及渗出病变为主，此型结核病病情危重，预后极差。

（5）结核球：有纤维组织包裹的孤立的境界清楚的干酪样坏死灶，直径为 2～5 cm，常位于肺上叶。

（6）结核性胸膜炎：分为干性和湿性两种，以湿性者常见，病变主要为浆液纤维素性炎。

原发性肺结核和继发性肺结核的区别（表 14-2）。

表 14-2　原发性肺结核与继发性肺结核区别

	原发性肺结核	继发性肺结核
结核菌感染	初次	再次
发病人群	儿童	成人
对结核菌的免疫力或致敏性	无	有
病变特征	原发综合征	病变多样、新旧病变并存，较局限，常见空洞形成
起始病灶	上叶下部、下叶上部近胸膜	肺尖部
主要播散途径	淋巴道或血道	支气管
病程	短，多自愈	长，需治疗

3. 结核病血源播散所致病变

急性、慢性全身粟粒性结核病：在肺、肝、脾和脑膜等处见均匀密布大小一致，灰白色，圆形，境界清楚的小结节。

急性、慢性粟粒性肺结核，肺表面和切面见黄或灰黄或灰白色粟粒大小结节。

肺外结核病：可由淋巴道、消化道或血道播散所致。

（四）肺外结核病

（1）肠结核病　可分为：① 原发性肠结核：形成肠原发综合征，即肠的原发性结核性溃疡、结核性淋巴管炎和肠系膜淋巴结结核组成。② 继发性肠结核：好发于回盲部，分为溃疡型和增生型，其中典型的溃疡型肠结核溃疡多呈环形，其长轴与肠腔长轴垂直。

（2）结核性腹膜炎　病理上分为干型和湿型两型，以混合型多见。湿型以渗出为主，干型特点为纤维素渗出、机化并粘连。

（3）结核性脑膜炎　儿童多见，常由原发性肺结核血道播散所致，病变以脑底部最明显，以渗出为主。

（4）肾结核病　多为单侧，病变开始于肾皮、髓质交界处或肾锥体乳头体内，常形成干酪样坏死，排出后形成空洞，并可引起输尿管及膀胱结核。

（5）生殖系统结核病　附睾结核、输卵管结核最常见，常导致不孕不育。

（6）骨与关节结核病　多见于脊椎骨、指骨、长骨骨骺。以干酪样坏死为主，破坏骨质并在周围形成结核性肉芽肿及干酪性坏死，形成"冷脓肿"。关节结核以髋、膝、踝、肘等关节结核多见，多继发于骨结核，以干酪样坏死为主。

（7）淋巴结结核病　颈部淋巴结结核最常见，病变主要为干酪样坏死和结核结节形成，致淋巴结肿大并彼此粘连。

二、伤寒（typhoid fever）

（一）致病菌

伤寒杆菌。

（二）伤寒病的基本病变

急性增生性炎症，以全身单核巨噬细胞系统细胞增生为主要病变，以回肠末端淋巴组织的病变最明显，形成特征性的伤寒小结：即伤寒细胞聚集而成的结节状病灶。伤寒细胞由巨噬细胞吞噬伤寒杆菌、红细胞和细胞碎片而形成，具有诊断意义。

（三）肠伤寒的病变过程及病理特征

（1）肠道病变分四期：① 髓样肿胀期：回肠下段集合和孤立淋巴小结增生、肿胀，向黏膜表面呈圆形，卵圆形隆起，似脑回样隆起。② 坏死期：淋巴组织及其表面上皮坏死。③ 溃疡期：形成与肠长轴平行的溃疡，此期易出现并发症。④ 愈合期：肉芽组织修复溃疡。

（2）其他病变：肠系膜淋巴结、肝、脾、骨髓的改变为器官肿大、小灶性坏死，伤寒结节形成。胆囊内细菌繁殖，排出肠道，形成带菌者；心肌纤维颗粒变性，甚至坏死；肾小管上皮细胞增生，可发生颗粒变性；皮肤出现淡红色小丘疹（玫瑰疹）；膈肌、腹直肌和股内收肌发生凝固性坏死（蜡样变性）。

（3）并发症：肠出血、肠穿孔、支气管肺炎等。

三、细菌性痢疾（bacillary dysentery）

（一）致病菌

痢疾杆菌。

（二）痢疾的基本病变

病变以乙状结肠和直肠为重，以大量纤维素渗出形成假膜为特征，假膜脱落形成不规则浅表溃疡。

（三）急性细菌性痢疾

乙状结肠、直肠黏膜发生急性卡他性炎、假膜性炎，假膜一般呈灰白色，脱落后形成"地图状"溃疡。

（四）慢性细菌性痢疾

病程长，超过 2 个月。病变新旧不一，肠壁各层有慢性炎症细胞浸润和纤维组织增生形成瘢痕，使肠壁增厚、变硬、肠腔狭窄。

（五）中毒型细菌性痢疾

起病急，全身中毒症状严重，肠道仅有卡他性肠炎及滤泡性肠炎的表现。

四、阿米巴病（amebiasis）

（一）肠阿米巴病

（1）病变部位：盲肠、升结肠。

（2）病变性质：溶组织阿米巴原虫感染引起的组织溶解液化为主的变质性炎。急性期引起肠壁发生液化性坏死，排出后形成口小底大的烧瓶状溃疡，边缘呈潜行性，在溃疡边缘可查见阿米巴滋养体；慢性期新旧病变共存，导致肠壁变厚、变硬，肠腔狭窄。

（二）肠外阿米巴病

（1）阿米巴肝脓肿：肝右叶多见，脓肿大小不等，其内容物为棕褐色果酱样，脓肿壁呈破棉絮状外观。

（2）阿米巴肺脓肿：右肺下叶多见，单发，内含咖啡色坏死液化物质。

（3）阿米巴脑脓肿：极少见，在肺或肝脓肿的基础上通过血道播散而来。

五、血吸虫病（schistosomiasis）

常因皮肤接触含尾蚴的疫水而感染。主要病变是由虫卵引起肝与肠的肉芽肿形成。在我国只有日本血吸虫病流行。日本血吸虫的生活史可分为虫卵、毛蚴、胞蚴、尾蚴、童虫及成虫等阶段。

1. 尾蚴引起的损害

尾蚴性皮炎。

2. 童虫引起的损害

童虫移行到肺时，可引起血管炎和血管周围炎，表现为肺组织充血水肿、点状出血及白细胞浸润，但病变一般轻微而短暂。

3. 成虫引起的损害

成虫引起的损害较轻，其代谢产物可使机体发生贫血、嗜酸性粒细胞增多、脾肿大、静脉内膜炎及静脉周围炎等。死亡虫体周围组织坏死，大量嗜酸性粒细胞浸润，形成嗜酸性脓肿。

4. 虫卵引起的损害

虫卵引起的损害是最主要的病变，虫卵主要沉着于乙状结肠壁、直肠壁和肝。未成熟的虫卵所引起的病变轻微；成熟虫卵含成熟毛蚴引起特征性虫卵结节（血吸虫性肉芽肿）形成。

（1）急性虫卵结节

引起急性坏死、渗出性病灶。灰黄色、粟粒至绿豆大的小结节。镜下见结节中央常有 1~2 个成熟虫卵，虫卵表面附有放射状火焰样嗜酸性物质（抗原-抗体复合物），虫卵周围是一片无结构的颗粒状坏死物质及大量嗜酸性粒细胞浸润，状似脓肿，故也称为嗜酸性脓肿。

（2）慢性虫卵结节

死亡或钙化的血吸虫虫卵以及由巨噬细胞衍变的类上皮细胞和少量异物巨细胞,形似结核结节，周围有淋巴细胞浸润和肉芽组织增生，故称为假结核结节（pseudotubercle），即慢性虫卵结节。最后结节纤维化玻璃样变，中央的卵壳碎片及钙化的死卵可长期存留。

5. 主要器官的病变及其后果

（1）结肠

常累及全部结肠，以乙状结肠最为显著。偶可致腺癌发生。

（2）肝

病变主要在汇管区，左叶为著。急性期可有轻度肝肿大，表面及切面可见多个小结节。慢性期，肝内可见慢性虫卵结节和纤维化。可形成血吸虫性肝硬化，不形成明显的假小叶，但汇管区的纤维化特别明显，切面上增生的结缔组织沿门静脉分支呈树枝状分布，称为干线型或管道型肝硬变。

（3）脾

晚期可形成巨脾。临床上可出现贫血、白细胞减少和血小板减少等脾功能亢进症状。

（4）异位血吸虫病

肺血吸虫病是常见的异位血吸虫病，在肺内可形成急性虫卵结节。脑血吸虫病主要见于大脑顶叶，形成不同时期的虫卵结节及胶质细胞增生。

六、尖锐湿疣（condyloma acuminatum）

由人乳头瘤病毒（HPV）引起的性传播疾病。好发于潮湿温暖的黏膜和皮肤交接部位。镜下表皮角质层增厚，为角化不全细胞，棘层肥厚，呈乳头状瘤样增生，表皮浅层出现凹空细胞。

▶▶ 实验内容 ◀◀◀

（一）标本观察

1. 肺原发综合征（primary complex of lung）

病变肺叶（右肺多见）可见圆形、灰黄色干酪样坏死灶，直径约 1 cm。肺门淋巴结肿大，切面灰黄色（图 14-1）。

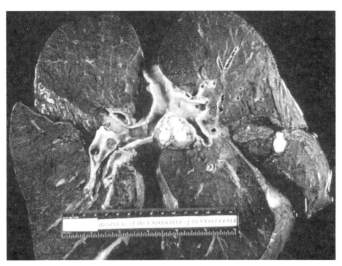

图 14-1　肺原发综合征

2. 急性粟粒性肺结核（acute miliary tuberculosis of the lung）

切面见粟粒样、灰白略带黄色的小结节，分布弥漫均匀，大小一致，可部分融合，肺表面可见分布均匀，大小较一致，境界清楚，灰白、灰黄的圆形粟粒状结节状病灶（图 14-2）。

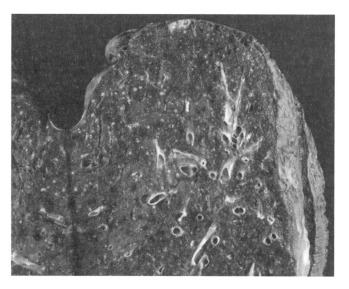

图 14-2　急性粟粒性肺结核

3. 干酪样肺炎（tuberculous caseous pneumonia）

左肺下叶完全由灰黄色干酪样坏死病灶取代，结构松散，部分区域已融合成片状，部分病灶中央液化，形成边缘不齐、形态不一的空洞（图 14-3）。

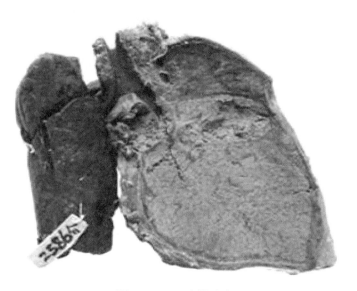

图 14-3　干酪样肺炎

4. 局灶性肺结核（focal pulmonary tuberculosis）

肺尖部胸膜下见 1 cm 左右的类圆形病灶（箭头所示），干燥，呈灰黄色，有钙化，周边有明显纤维包膜形成（图 14-4）。

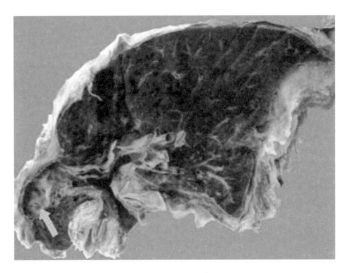

图 14-4　局灶性肺结核

5. 浸润性肺结核（infiltrative pulmonary tuberculosis）

肺切面满布灰黄色病灶，大小不一，圆形或不规则，边界不清。坏死灶扩大，坏死物液化经支气管排出可形成急性空洞，洞内壁附着干酪样坏死物，粗糙不整齐（图 14-5）。

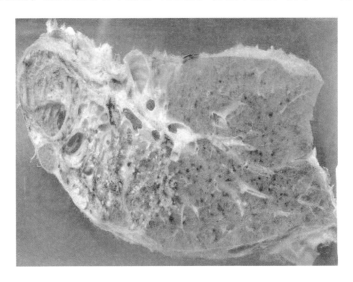

图 14-5　浸润性肺结核

6. 肺结核球（tuberculoma）

左肺上叶近胸膜处可见一球形干酪样病灶，直径大于 2 cm，无明显包膜，切面见数个下陷的空腔及裂隙（图 14-6）。

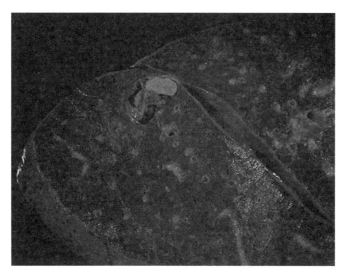

图 14-6　肺结核球

7. 慢性纤维空洞性肺结核（chronic cavitary tuberculosis of the lung）

病变肺可见多个大小不等的厚壁空洞形成。多位于肺上叶，不规则，壁厚，内见干酪样坏死物及残存的梁柱状组织，后者多为血栓形成并已机化闭塞的血管。空洞附近肺组织破坏，纤维化，胸膜纤维性增厚（图 14-7）。

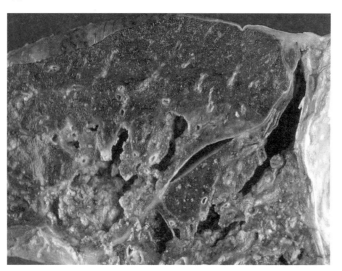

图 14-7　慢性纤维空洞性肺结核

8. 溃疡型肠结核（ulcerative tuberculosis of intestines）

回肠黏膜面可见多个溃疡（箭头所示），呈椭圆形或腰带形，其长轴与肠的长轴垂直。溃疡边缘不整齐如鼠咬状，溃疡底部可深达肌层或浆膜层，其相对的浆膜面有纤维蛋白渗出和粟粒结节形成（图 14-8）。

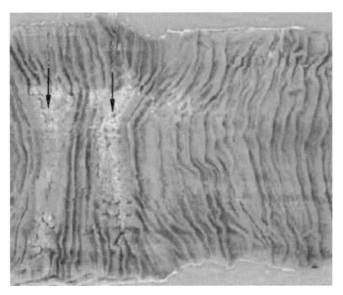

图 14-8　溃疡型肠结核

9. 增生型肠结核（hyperplastic tuberculosis of intestines）

小肠可见环形缩窄，缩窄处肠壁内有大量结核性肉芽肿形成和纤维组织显著增生（箭头所示），肠壁肥厚变硬，肠腔狭窄，黏膜粗糙，有浅表溃疡或黏膜呈息肉状增生，缩窄处上方肠管扩张（图14-9）。

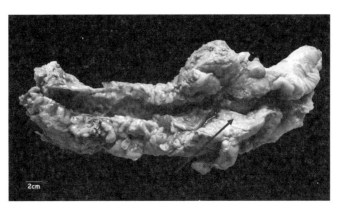

图 14-9　增生型肠结核

10. 结核性脑膜炎（tuberculous meningitis）

脑底部表面呈灰白色混浊似毛玻璃样，略有增厚，有时在侧沟两旁能隐约看到散在针尖大的灰黄色颗粒（图14-10）。其余软脑膜略有充血，脑回变平。

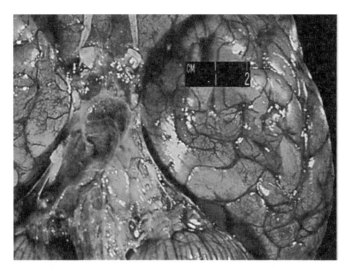

图 14-10　结核性脑膜炎

11. 肾结核（tuberculosis of the kidney）

肾体积肿大，切面皮髓质交界不清，肾实质内有多个干酪样坏死灶，部分坏死物质液化破溃入肾盏、肾盂，形成多个空洞（图 14-11）。

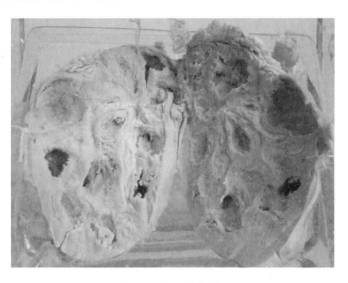

图 14-11　肾结核

12. 脊柱结核（spinal tuberculosis）

标本为胸、腰椎之剖面，箭头所示处椎体、椎间盘几近完全破坏，呈干酪样坏死，后凸后挤压椎管内脊髓（图 14-12）。

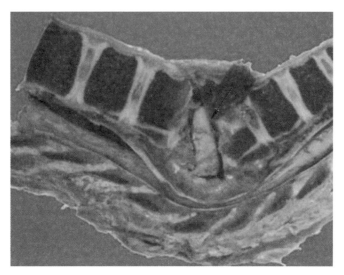

图 14-12　脊柱结核

13. 肠伤寒（髓样肿胀期）［typhoid fever of intestines（medullary swelling stage）］

回肠黏膜淋巴滤泡明显肿胀，集合淋巴滤泡肿胀呈椭圆形，突出于黏膜表面，表面凹凸不平，似"脑回"，长轴与肠之长轴平行。孤立淋巴滤泡呈较小的圆形隆起（图 14-13）。

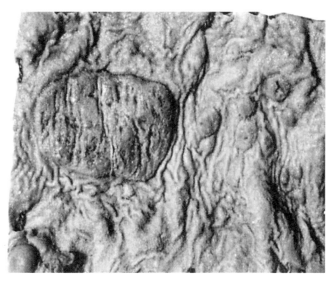

图 14-13　肠伤寒（髓样肿胀期）

14. 肠伤寒（溃疡期）[typhoid fever of intestines（ulcerating stage）]

回肠黏膜面见圆形或椭圆形溃疡，为肿胀淋巴组织坏死脱落所形成，椭圆形溃疡之长轴与肠管之长轴平行（图 14-14）。溃疡边缘稍隆起，底部高低不平。

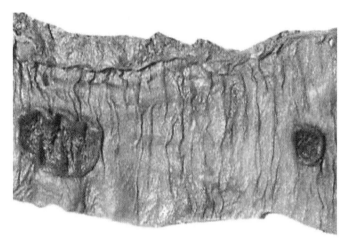

图 14-14　肠伤寒（溃疡期）

15. 细菌性痢疾（bacillary dysentery）

结肠黏膜面有一层污白色糠屑样膜状物覆盖（假膜），假膜坏死脱落后可形成浅表溃疡，形态不规则似"地图状"（图 14-15）。

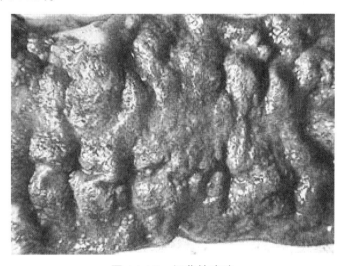

图 14-15　细菌性痢疾

16. 阿米巴肝"脓肿"（amebic abscess of liver）

肝右叶见一直径达 9 cm 的巨大"脓肿"，已向肝脏表面（膈面）破溃，脓肿壁边缘为大量灰白灰红的破絮状坏死组织，与周围分界不甚清楚，无明显纤维包膜形成（图 14-16）。

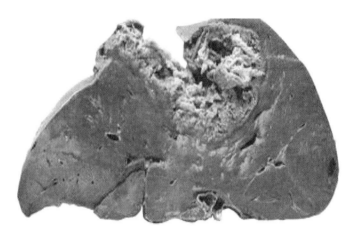

图 14-16　阿米巴肝"脓肿"

17. 晚期结肠血吸虫病 （advanced schistosomiasis of the colon）

肠壁因纤维组织增生而变厚。肠黏膜萎缩，皱襞变平、消失，表面粗糙，除有小溃疡外，还可见黏膜增生形成多发性小息肉（标本右侧段）（图 14-17）。

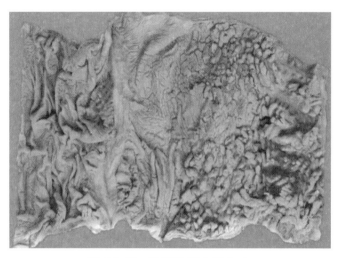

图 14-17　晚期结肠血吸虫病

18. 血吸虫性肝纤维化（hepatic fibrosis in schistosomiasis）

肝脏体积缩小、变硬，切面见较大的门静脉周围明显纤维化，汇管区增宽（图 14-18）。

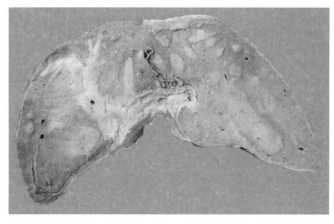

图 14-18　血吸虫性肝纤维化

（二）切片观察

1. 淋巴结结核（tuberculosis of lymph node）

【肉眼观】 可见肿大的淋巴结，其内有大片均匀红染区，周边可见部分淋巴组织。

【低倍镜】 淋巴结组织中有多数散在结节性病灶，即结核结节（图14-19）。部分区域见片状或灶性红染颗粒状无结构物质，此为干酪样坏死物。无结核病变区域可见正常淋巴小结及窦、索结构。

【高倍镜】 结核结节中央有朗汉斯巨细胞和干酪样坏死物，周围为环形或放射状排列的类上皮细胞，外层为增生的成纤维细胞及纤维细胞围绕，其干酪样坏死为红染无结构的颗粒状物质。

【观察要点】 结核结节形成，干酪样坏死。

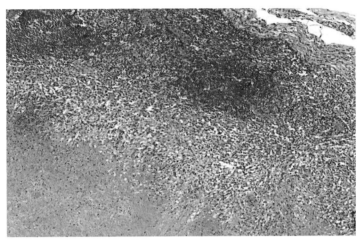

图 14-19 淋巴结结核

2. 肺结核（pulmonary tuberculosis）

【肉眼观】 肺组织可见较多散在的深染实变区。

【低倍镜】 肺组织切片内散在大量结核结节，有时可见数个结核结节融合在一起形成较大结节。结节周围的肺组织血管扩张，充血（图14-20）。

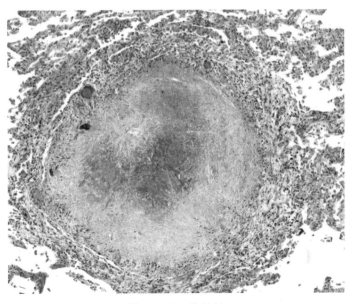

图 14-20 肺结核

【高倍镜】 可见典型的结核性肉芽肿病变，即朗汉斯巨细胞、类上皮细胞，淋巴细胞、成纤维细胞等围绕着干酪样坏死物形成的境界清晰的结节状病灶。

【观察要点】 肺组织内有结核结节；结核结节由干酪样坏死灶、朗汉斯巨细胞、类上皮细胞及纤维细胞构成。

3. 干酪样肺炎（cheesy pneumonia）

【肉眼观】 肺组织深染实变。

【低倍镜】 病变范围广泛，肺泡腔内有大量浆液纤维素性渗出物；有的部位见广泛干酪样坏死，肺组织结构不能辨认（图 14-21）。

【高倍镜】 肺泡腔内含大量纤维素及干酪样坏死物质，可见以巨噬细胞为主的炎细胞浸润。

【观察要点】 肺组织内大量纤维素及干酪样坏死物；巨噬细胞为主的炎细胞浸润。

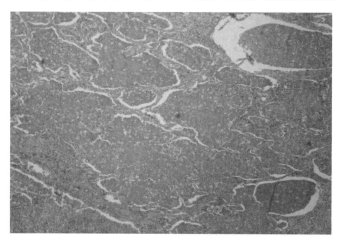

图 14-21 干酪样肺炎

4. 细菌性痢疾（bacillary dysentery）

【肉眼观】 结肠壁组织，内凹处为蓝染、间断的黏膜层，表面被覆一层 1 mm 左右红染的假膜，外凸缘为外膜层。

【低倍镜】 肠黏膜为红色假膜覆盖，部分黏膜上皮及腺体脱落。

【高倍镜】 假膜由无结构的坏死物及大量纤维素构成，在黏膜下层、肌层、浆膜层有大量炎细胞浸润（图 14-22）。

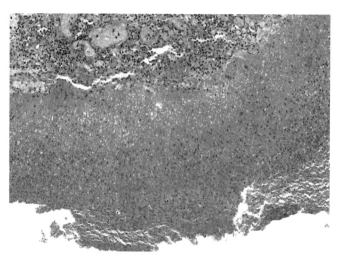

图 14-22 细菌性痢疾

【观察要点】　肠黏膜上面有假膜覆盖；假膜由坏死组织和纤维素构成。

5. 肠伤寒（ileotyphus）

【肉眼观】　部分肠壁，可见黏膜层、黏膜下层、肌层、外膜。

【低倍镜】　回肠黏膜及黏膜下层见淋巴滤泡增生；淋巴滤泡内有多量巨噬细胞增生聚集成团，形成伤寒小结。

【高倍镜】　淋巴滤泡内增生的巨噬细胞体积较大，胞质丰富，核圆形或肾形，胞质内可见吞噬的红细胞，淋巴细胞及组织碎片，此即伤寒细胞。多数伤寒细胞聚集形成伤寒小结（图 14-23）。

【观察要点】　淋巴滤泡内出现大量伤寒细胞；伤寒小结形成。

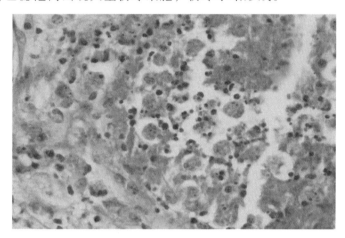

图 14-23　肠伤寒

6. 尖锐湿疣（condyloma acuminate）

【肉眼观】　可见表面乳头瘤样增生的表皮和其下淡染的真皮层。

【低倍镜】　表皮呈乳头瘤样增生，角化不全，棘层肥厚，棘细胞上层及颗粒层内可见挖空细胞（图 14-24）。

【高倍镜】　表皮增厚，延长呈假上皮瘤样，基底层棘层细胞可见多数核分裂象，颇似癌瘤，但细胞排列规则，真皮与表皮境界清楚，颗粒层和棘层有挖空细胞，该细胞胞质着色淡，中央有深嗜碱性大而圆的核。真皮乳头血管扩张，血管周围少许以淋巴为主的浸润。

【观察要点】　表皮呈乳头瘤样增生；表皮内见较多挖空细胞。

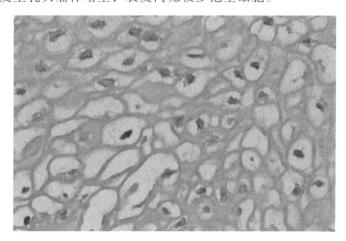

图 14-24　尖锐湿疣

7. 肝血吸虫病（hepatic schistosomiasis）

【肉眼观】 肝组织内可见淡染、面积增大的汇管区，此外肝组织内可见许多大小不等的淡染的结节状病灶。

【低倍镜】 肝脏汇管区附近见深红色或深蓝色虫卵结节及嗜酸性脓肿。肝细胞受压萎缩，门静脉分支可有静脉炎，虫卵结节分急性和慢性两种。

【高倍镜】 观察急慢性虫卵结节成分及嗜酸性脓肿，在结节中心可见虫卵，周围见含异物巨细胞的肉芽肿和纤维结缔组织增生（图14-25）。

【观察要点】 虫卵结节、虫卵栓塞及静脉内膜炎；嗜酸性脓肿；肝细胞变性萎缩坏死；门静脉分支周围结缔组织增生。

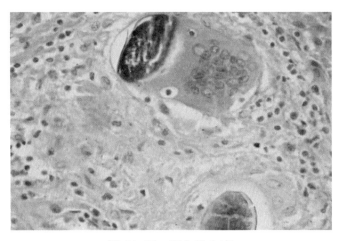

图 14-25 肝血吸虫病

8. 肠阿米巴病（intestinal amoebiasis）

【低倍镜】 肠黏膜发生液化性坏死，形成无结构的淡红染物质，周围黏膜仅见充血出血及少量淋巴细胞浸润。溃疡底部和边缘可见残存的坏死组织，周围炎症反应不明显。

【高倍镜】 在坏死组织和活组织交界处可找到阿米巴滋养体：圆形，直径为 20～40 μm，核小而圆，胞质略呈嗜酸性，其中可见红细胞、淋巴细胞和组织碎片。阿米巴滋养体周围常有一空隙（由于溶组织酶所致）。

【观察要点】 肠黏膜变性坏死；阿米巴滋养体。

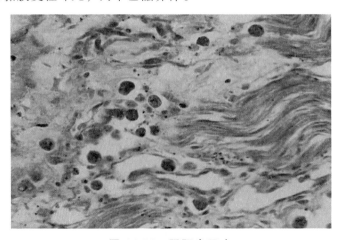

图 14-26 肠阿米巴病

9. 肠血吸虫病（intestinal schistosomiasis）

【低倍镜】 肠黏膜及黏膜下层有成堆的血吸虫卵，形成虫卵结节，以黏膜下层为著。溃疡深达黏膜肌层或黏膜下层。

【高倍镜】 黏膜下层可见数个成熟虫卵沿血管分布，周围有嗜酸性粒细胞浸润（图 14-27）。

【观察要点】 血吸虫卵及虫卵结节；肠黏膜溃疡。

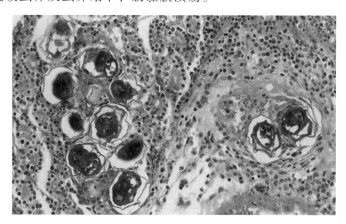

图 14-27　肠血吸虫病

▶▶ 临床病理讨论 ◀◀◀

李某，女，2岁。发热一周，伴呕吐。

现病史：一周前开始发热 38 ℃ 左右，并有喷射性呕吐 3 次，近 3 日不思饮食。曾经抗生素治疗，病情未见好转。入院前一天不省人事及咳嗽。于住院期间咳嗽加剧，出现神志不清，阵发性抽搐，呼吸不规则，经抗痨及抗生素药物治疗无效于发病后一个月死亡。

检查：神志不清，消瘦，颈部有抵抗。心音低钝，两肺背部闻及湿性罗音。肝脾未触及。病理性反射（＋）。X 线：两肺门阴影增大，边界模糊，两肺野有散在性点状阴影及小灶性片状阴影。

脑脊液检查：压力增高，混浊。WBC：550，N：28%，L：72%。葡萄糖 1.4 mmol/L，蛋白 800 mg/L，氯化物略降低。

尸检摘要：

消瘦，营养不良。心脏未见异常，左肺叶间胸膜粘连，下叶上缘有一空洞 1.7 cm×1.4 cm，内有大量灰黄白坏死物，肺门及支气管旁淋巴结肿大，大者径 1.5 cm，切面见灰黄色坏死。两肺有散在粟粒性结节及散在小灶性实变区。肝、脾、肾均见少数粟粒性结节。脑膜混浊，尤以基底部明显，于脑膜血管旁可见许多粟粒性结节。

讨论题：

1. 通过病史、尸检发现，你的诊断是什么？

2. 试描述其病理变化、病理演变过程，并联系主要临床表现。

▶▶ 课程思政自读素材 ◀◀◀

以史为鉴——看我国如何消灭血吸虫病

血吸虫病俗称"大肚子病"或"水膨胀"，患者骨瘦如柴，腹大如鼓，丧失劳动能力，妇女不能生育，儿童成侏儒，给人民带来了深重的灾难。中华人民共和国成立以前，其曾遍布我国长江流域及其以南的十几个省、区、市，夺走了众多人的生命，也因此被称为"瘟神"。

中华人民共和国成立后，随着公共卫生事业的发展，1952年召开的第二届全国卫生会议确定了卫生工作的四项原则。此后每年，中共中央、国务院和中央血防领导小组几乎都有相关文件下发。1985年，中共中央血防领导小组公告："至1984年年底，全国193个县（市、区）基本消灭了血吸虫病"。

这场消灭血吸虫运动充分体现了在中国共产党的领导下，中华民族强大的凝聚力和战斗力，显示了社会主义制度的优越性，是我国爱国卫生运动的典范。

【思政内涵】 艰苦奋斗；社会责任；关爱生命；团结协作。

▷▷ 参考资料 ◁◁◁

[1] 薛纯良，许隆祺. 寄生虫病诊断与治疗. 长沙：湖南科学技术出版社，2002.

[2] Peters W and Pasvol G. Tropical Medicine and Parasitology 5th.Mosby International Limited，2002.

[3] 李甘地，来茂德. 病理学（全国高等医药院校教材 供七年制临床医学等专业使用）. 北京：人民卫生出版社，2001.

[4] L.Maximilian Buja Gerhard R.F.Krueger. Netter's Illustrated Human Pathology. 北京：人民卫生出版社，2008.

[5] http://pathol.med.stu.edu.cn/pathol.

[6] http://library.med.utah.edu/WebPath/webpath.html.

[7] https://www.sohu.com/a/381663901_120620652.

（程 丽）

第十五章

设计性实验

第一节　设计性实验设计的基本步骤

设计性实验与基础性和综合性实验有着本质上的区别，基础性和综合性实验是在前人工作与经验总结的基础上，只要能按照书本上的要求去做就可以达到学习的目的；设计性实验是在借助前人的工作和经验积累的基础上，通过对研究对象进行积极的思考与归纳，对未知因素进行大胆设计，进行设计研究的一种科学实验。设计性实验是一项要求较高、难度较大的实验教学工作，对于学生来说是一种全新的学习方式，对于教师也提出更高的要求。

医学形态学的实验教学是医学院校基础医学教育中极其重要的部分。形态学设计性实验的基本技能训练项目为：制作动物疾病模型，条件干预，取材，制片，染色，观察（包括肉眼、镜下），记录实验过程，得出结论，分析实验结果，完成实验报告。

如何开展设计性实验？开展设计性实验的基本思路，设计性实验首先要从确定设计的对象，提出问题开始。问题从哪里来呢？通过临床观察，课堂学习和阅读文献去发现问题和提出问题。在这个过程中，阅读和学习文献最重要。在阅读文献时，要了解所研究的问题的历史和现状，目前还存在什么问题，确定所提出的问题是否具有研究价值。下一步的工作是立题，即根据我们自己掌握的知识，提出解决问题的思路，提出可能的假说，确定研究的内容。立题后要进行实验设计，包括专业设计、统计设计、动物设计和方法设计等几个方面，实验设计完成后写出实验设计大纲。然后实施实验、观察记录。最后，对得到的数据资料统计分析，得出结论，撰写实验论文。因此，设计实验的基本步骤，丝丝入扣、紧密相关，基本程序包括：① 查阅文献、提出问题、拟定研究题目；② 实验设计：确立实验所需的观察指标，确立实验所需的统计学方法，确立复制动物疾病模型的方法，制定实验研究方案和实验技术路线，写出实验设计大纲；③ 认真完成实验；④ 准确、全面的记录实验结果；收集相关的实验文献资料，分析实验工作，得出结论；⑤ 撰写论文，报告实验工作。通过设计性实验教学，力求使学生初步掌握医学科学实验的基本程序和方法，培养学生独立进行科学研究的能力。

设计性实验的基本步骤如图 15-1 所示。

一、设计性实验选题

设计性实验的选题或立题就是确定所要研究的内容，选题的关键是发现问题和提出问题。

（一）准备工作

在设计性实验设计前必须查阅大量的参考文献，认真搜集和阅读与本课题有关的研究资料。科学文献是人类智慧的结晶，是人们增长知识提高业务水平的重要工具，也是制定科研规划、决定科研题目的重要依据。只有通过全面了解国内外发展趋势，使得所提出的问题得到进一步的深化、系统和完善，让其具有新颖性、科学性和可行性，才能有效地防止低水平、重复性选题的弊端。

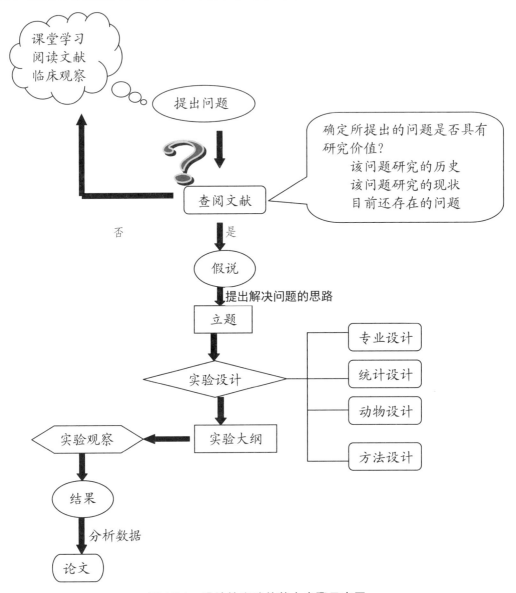

图 15-1　设计性实验的基本步骤示意图

科学文献的来源：教科书、专著、期刊、会议文件和内部资料。目前，我们主要通过互联网和光盘检索系统查阅中外文参考文献。在阅读科学文献时我们要把握以下几个问题：本研究领域的历史发展过程，以往解决了哪些问题，还有哪些问题未解决，未来的发展趋势。对所拟研究内容的科学价值、社会效益、经济效益、技术性问题和解决的技术路线等都应做到心中有数。

（二）选题原则

选择确定一个优秀的课题，必须遵循选题的基本原则，即要具有创新性、先进性、科学性和可行性四项基本原则，其中创新性是科研工作最主要的特征。创新是指别人没有研究和涉及的问题，是本学科的空白点；或者是别人虽对此研究过，但你的研究将会在理论或应用上有新的发展和补充；或者是别人过去对这类问题仅有一些零星报道，而你选择了有特色的系统性研究。在深思熟虑科学性的同时兼顾创新性、先进性和可行性，选题时必须根据具体情况全面分析和考虑，使四项原则达到有机的统一。

（三）选题范围

由于科学技术发展速度很快，医学形态学实验无论在理论上或实践上都有大量研究课题可供选择。但对在校学生而言，由于各种条件的限制，其选择范围不宜太宽，条件要求不宜太高。主要应该围绕在病理学、病理生理学及药理学中所学的理论知识和相关文献，按照选题具有科学性、创新性、先进性及可行性的原则进行选题，并在教师的指导下进行。

二、实验设计

在实验过程中，我们遇到的最困难的问题是怎样从不确定的偶然事件中发现隐藏在事物现象背后的发生或发展规律。怎样从复杂纷繁的事物中搜集数据，怎样将这些资料进行统计分析，怎样通过合理的统计分析得出正确的结论，要解决这些问题必须懂得科研设计。科研设计（research design）是对科学研究具体内容与方法的设想和计划安排。设计的好坏不仅直接关系到科研的创新性、科学性、先进性和可行性，而且还决定了完成课题的速度与经费的开支等问题。要搞好科研设计，设计者不仅应具备丰富的专业知识，还需具备必要的相关知识，如医学统计学、实验动物学和实验方法学等。就科研程序来说，在确定了题目之后就要进行设计性实验设计，而完善的设计性实验设计包括医学专业设计、统计设计、实验方法设计和实验动物设计等几部分。

（一）专业设计

专业设计是从专业角度科学地安排科研，考虑处理因素的来源和施加方法，选择受试对象，确定效应的指标和影响因素，设计记录表格等，其设计水平能反映科研结果的有用性和创造性的大小。专业设计的第一个问题是课题的选定，即研究什么问题。科研选题非常重要，科研成果的大小取决于选题水平高低，高水平的选题就能获得高水平的科研成果。

（二）统计学设计

在生物医学研究领域中，实验或观察的结果往往是不确定的偶然现象，怎样从不确定的偶然事件中发现隐藏在事物现象背后的发生或发展的规律性，是科研工作中要考虑的重要问题。医学统计学是解决这个问题的重要方法和手段，应用统计学方法设计实验，通过随机分组，重复观察，描述或推论这种不确定偶然现象，发现不确定偶然现象背后隐藏事件的发生发展的客观规律。

在统计学设计中，要确定资料的类型和资料分析的统计方法、改善实验的有效性和控制实验误差，这是保证专业设计的合理性和实验结论可信性的关键因素。统计学设计应考虑设立何种对照，选择多少受试对象，怎样做到随机化分组，计划搜集哪些资料，如何对原始资料进行整理和分析，保证专业设计的合理性和科研结果的可信性。严格地说，没有统计学设计，搜集的资料就失去了统计分析的意义，这一步工作做的如何，对于能否在较短的时间，消耗较少的人力和物力，获得较多的有用资料以及对科研成果的鉴定和推广都起着举足轻重的作用。为了确保医学科研的科学性，必须做好统计设计。如果专业设计不科学，统计设计不正确，必然导致错误的结论，结果造成人力、物力和财力的浪费。

总之，正确掌握和运用统计方法是设计性实验中最重要的基本功之一，从设计性实验的选题、设计、实施、分析到总结成文的全过程中，统计方法已渗透到各个环节，尤其是设计阶段。有的在设计阶段未考虑统计方法，得到数据以后再咨询统计学专家，试想这些数据的真实性和可靠性如何。因此，没有坚实的专业基础和统计学的知识，是不可能圆满完成设计性实验设计的。

（三）实验动物设计

实验动物设计应该考虑选择什么样的动物，实验动物种类繁多，实验动物的选择是一个内容复杂的问题，不同的实验有不同的目的和要求，而各种动物又有各自的生物学特性和解剖生理特征，因而不能随便选一种动物来进行某项实验研究。事实上，每项科学实验都有其最适合的实验动物，如果选择得当，则可节约人力、物力和时间，以最小的代价最大限度地获得可靠的实验结果。否则，不仅会造成不必要的浪费，而且会影响实验结果的判断。因此，掌握正确的实验动物选择方法非常重要。

三、设计实验实施

设计性实验可以对研究对象施加某种处理因素，观察或观测由此引起的有机体的结构、功能、生化和疾病过程的变化，这种变化以效应指标表示，通过相应的效应指标揭示事物发生的原因和发展的规律性。因此，设计性实验的特点是研究者能人为的设置处理因素。在实验实施时，研究对象接受何种处理因素或水平是经随机分配而定的，能使对照组与各处理组间具有较好的均衡性，即非处理因素对不同处理组的影响保持均衡，实验各组之间具有可比性，可以客观地评价处理因素的作用。实验设计能使多种处理因素和水平同时安排在较少实验的次数之中，更有效地控制误差，达到高效和精确的目的。

四、资料分析

在实验中，实验或观察的结果通常是不确定的偶然现象，怎样从不确定的偶然事件中发现隐藏在资料中的客观规律，是资料分析工作中要考虑的重要问题。在资料分析工作中要注意以下的问题：

（1）以正确的方式搜集资料：正确应用统计方法的基本前提是正确搜集资料，这种"正确方式"须在科研统计设计时确定下来。

（2）描述资料的统计特征：如数据归类简化、统计指标的选择与计算、统计结果的表达等。

（3）统计判断并得出正确结论：如根据各种概率分布，对实验和观察结果存在的差异和关联作出统计推断，即得出由样本推断总体的结论。

五、总结归纳

总结归纳是科研过程中的最后一个步骤，即根据观察事实与统计分析结果，运用分析、综合、归纳与演绎方法，把感性认识上升为理性概念。在总结概括时应注意两点：

（1）要根据已有的研究数据来推理。在推理中既要不违背公理，又要不拘束于传统观念，应当在继承的基础上发展，推陈出新。

（2）按照自己本次研究的范围做出结论，即推断在科研设计时所确定的总体特征，轻易外延推断往往会导致错误的结论。总结归纳的基本形式是撰写设计性实验的研究论文。论文写作完成之后应全面衡量论文的学术水平，再将论文投向相应的杂志社发表。在论文发表以后，应注意搜集论文被他人引用的情况与评价。

总之，在设计性实验设计前要认真检索和阅读有关文献，全面了解本专业的过去与现在，确立正确的研究方向，选定一个好的研究题目，在专业设计上做到周密、严谨，在统计设计上做到随机、客观、科学，就能够做出一个优秀的设计方案，并得到满意可信的科学结论。设计实验与其他科学研究的过程相类似，都包括上述几个环节，且环环紧扣，结合严密。其中选题和设计是最重要的两个步骤，能否把握住这两个环节，关系到科研的成败。虽然医药科学分科较多，专业性强，各学科科研都有自己的专业特点，但是无论何种学科的科研，其研究过程、原理、原则和基本方法均具有一定的共性。

第二节　设计性实验的教学与管理

设计性实验是指采用科学的逻辑思维，配合形态实验学的方法与技术，对拟定研究的目标或问题，进行有明确目的的设计性研究。

一、实验设计大纲

实验设计大纲要求包括以下内容：

（一）立　题

简练、扼要地阐明实验设计的目的、意义，国内外研究现状，目前研究中存在的问题，拟解决问题的思路。根据同学们在组织胚胎学、病理生理学、细胞生物学、遗传学、解剖学、生理学、病理学、病原生物学、免疫学等所学的知识自由选题，选题时应注意科学性、先进性、可行性和实用性。

（二）专业设计

从专业的角度科学地考虑处理因素的来源和施加方法，选择受试对象，确定效应的指标和影响因素。

（三）统计设计

统计设计的主要任务是要解决数据的收集、整理和分析的问题。实验数据的完整性和准确性是对实验研究的最根本要求，恰当、充分和可靠的数据分析则是建立在完整准确的实验数据基础之上的。因此，只有高质量的数据，才谈得上高质量的实验研究。数据收集和分析的步骤：

（1）确定数据的类型。

（2）确定数据所采用的统计方法，确定样本含量的大小及抽样误差排除的方法。

（3）遵循对照、随机和重复三个基本原则。在实验过程中，为了避免和减少实验误差，取得可靠的实验结论，必须始终遵循这些原则。

随机：实验动物按照随机的原则分组，根据研究的目的和处理的方式进行分组。如果是单因素设计，只有一种因素而无非处理因素者用完全随机设计分组法；如果有一种处理因素和一种非处理因素，则采用配伍处理分组；如果一种处理因素和两种非处理因素，则用拉丁方设计；在多因素设计时，实验安排两种以上处理因素时，采用析因的设计方法。

重复：实验动物按照重复的原则，要确定一定的数量。

对照：设计对照组。

均衡：按照均衡的原则，还要考虑实验动物的品种、规格和来源。根据与人类疾病尽可能相似的原则，选择经济实用的动物。

（4）明确观察指标：必须明确观察指标，而且是最能说明所要研究问题的指标。指标测定的具体步骤，包括样本采集的时间、样本量、样本处理和测定方法。注意指标的特异性、客观性、重现性和灵敏性。

（5）设计数据收集的表格：实验原始记录表格包括两部分，一是常规数据，二是来源于观察指标的实验原始数据。常规数据应包括实验日期、室温、动物体重、性别、编号、麻药（麻醉药品）名称、浓度与剂量、实验参加者等。实验原始数据即所有一级实验观察指标，应该以表格形式表示。

（四）实验动物设计

（1）实验动物的来源，实验动物的标准化条件应满足实验目的。

（2）动物处理：包括疾病模型复制和实验治疗两部分，注意模型相似性、重复性与实用性原则。须写明动物麻醉、固定、疾病模型复制、给药治疗（时间、剂量、途径）等具体的方法。

（五）实验方法

简要阐述所采用的实验步骤和操作方法，实验技术路线和方法，可行性分析，实验设计工作时间安排。

（六）完成实验的条件

简要阐述实验中所采用的主要仪器设备的情况，注明所用仪器的型号、生产地、生产厂家，如果有必要可以附仪器装置简图。药品试剂的来源情况：药品和试剂的批号、规格及来源（生产厂家）；实验用药品和试剂的配制方法；实验用药品的数量。

二、设计性实验报告的撰写

设计实验报告的撰写的基本结构通常包括4大部分，一般称之为"四段式"结构，即"前言"、"材料与方法"、"结果"、"讨论与结论"。这几部分并不是绝对、不变的，可以根据不同的情况或分或合，灵活运用，但这几部分所包含的内容是不可缺少的。按照编排格式的标准化和规范化要求，设计实验报告撰写的内容包括：文题、作者、作者单位、摘要、主题词、正文、参考文献。

实验报告大致包括以下内容：

（1）实验报告的题目：包括实验名称、姓名和单位的一般情况说明。

（2）摘要和关键词。

（3）前言：主要说明实验设计的目的意义，国内外研究现状，目前研究中存在的问题，拟解决问题的思路。

（4）实验方法和步骤：说明所采用的实验技术路线和方法。

（5）实验结果：得出的实验结果。

（6）实验结果分析与讨论：对实验结果进行分析与讨论。

（7）结论：得出什么结论。

（8）参考文献：列出所采用的参考文献。

三、形态学设计性实验的组织与管理

设计实验由4~5名学生组成实验小组，经过查阅文献资料，调查研究，选择实验项目，写出实验设计方案并在小组会上进行开题论证，其方案经指导教师审查同意后进行预实验，继而转入正式实验，实验结束后写出总结论文并以教学班为单位组织论文总结与答辩。

四、形态学设计性实验考核办法

形态学实验是多学科实验教学整合、重组所形成的实践课。该门课程考核对于客观、公正地评价学生的实践能力，引导学生重视实践，从而保证学生实践能力得到有效的锻炼，具有很重要的意义。该课程的考核内容、要求及标准如下：

（1）实验设计质量（30%）：按照实验设计大纲的要求进行设计。实验设计体现个人查阅文献、发现问题和提出问题的能力，是个人科学思维、创新思维的完整体现。根据设计是否合理、规范，是否具有创新性进行综合评分。查阅文献量大、内容新颖，立题依据明确、可靠，设计思路清晰、合理，记 15 分；设计规范、完整，有一定的创新意义，记 15 分。

（2）实验设计讨论（10%）：设计者向同学陈述自己设计的理论依据、构思、存在的问题并回答同学的质疑。语言流利、表达清楚、回答问题正确者，记 5 分。在听取其他同学的设计时，勤于动脑、发言积极者，加 5 分。

（3）实验设计的实施（20%）：根据实验操作是否熟练规范，实验结果是否准确可靠，实验技术难度的大小进行综合评定。在实施过程中，组内人员团结一致、群策群力，既分工明确，又互相帮助，在规定的时间内完成实验内容，实验结果准确、可靠者，组内集体得分，满分 20 分。实验时，操作积极、规范，特别突出者，加 5 分。

（4）实验论文的质量（20%）：论文书写格式正确、重点突出、语言流畅、讨论科学者，组内集体得分，满分 15 分。作为负责人的实验设计者，能组织、管理组内人员顺利完成实验，加 5 分。

（5）答辩表现（10%）：由指导教师或其他组学生对其报告的论文提出问题，被评组的学生均应能对所提问题进行答辩。提问内容包括：文献准备与背景知识，设计思路与技术手段，操作环节与实验结果，分析讨论与存在问题等方面。数据处理、资料汇总，对论文书写起决定作用者，加 5 分。参加论文答辩，报告效果好，集体加 3 分，报告者个人另加 2 分。

（6）小组互评（10%）：各小组成员在其他组进行论文报告和答辩时对其实验设计质量、实验结果、论文质量及论文报告答辩情况予以综合评定，现场按照优、良、中 3 个等级分别给出 10、6、3 分。各组评分的平均值即为被评小组学生的共同得分。

（7）在实验设计和论文中的排名得分：学生在实验设计和论文中排名由小组根据个人贡献大小（内容包括文献调研、实验选题、方案设计、资料整理、结果分析及论文撰写等方面）民主评议确定并上报指导教师审定。

第三节 设计性实验简选

实验一 毛细血管及细胞反应的形态学观察

【实验目的】

利用蟾蜍（或青蛙）肠系膜，观察组织胺导致血管变化的血管现象，血管扩张，血流速度改变，轴流消失，血流摆动及白细胞附壁、游出等现象。

【实验材料】

（1）动物：蟾蜍或青蛙。
（2）器材：带孔蛙板，探针，镊子，大头针，图钉，显微镜，盖玻片，棉球。
（3）药物：0.2% 组织胺。

【实验方法】

（1）用探针破坏蛙脑脊髓。
（2）取仰卧位，沿腹侧壁剪开腹壁，切口长约 2.0 cm。
（3）用镊子轻轻拉出小肠袢，将肠袢展开铺在蛙板的窗口上，用大头针固定之，特别注意要轻轻拉动肠袢，切忌拉得过紧或撕裂肠系膜，以防影响血液循环，然后用图钉固定四肢。

【实验观察】

（1）在低倍镜下选小血管，如小静脉及毛细血管的视野，观察血管口径，血流速度及血流情况，区别轴流（血球层）和边流（血浆层）。

（2）在肠系膜上滴加数滴 0.2% 组织胺，继续观察数分钟，可进血管扩张，血流逐渐变慢，轴流边流的界限消失，往往出现明显的血流摆动，白细胞流到血浆层内贴附到血管壁上（在镜下，红细胞较大有核，白细胞较小而透明，看不见明显的核）这就是附壁现象。

（3）在显微镜下选择一段白细胞附壁比较多的血管，盖上一小片盖玻片，改用高倍镜观察。一般白细胞游出进行得极为缓慢，往往要在实验开始后 1~2 h 后才出现，因此需要耐心观察。所看到得往往不是一个动态过程，而是白细胞一部分已经突出到血管外，而部分留在血管内，中间卡在血管内皮细胞间隙，并且可见在血管内流动的红细胞冲撞到已经有一部分胞体突出到血管外的白细胞时，白细胞弹动一下又恢复原形。此外已游出的白细胞集聚在血管周围的情景也清晰可见。

【思考题】

（1）滴加数滴 0.2% 组织胺后血管出现改变的机制。

（2）人体过敏时发生哪些改变？

实验二　实验性肺水肿的形态学改变实验

【实验目的】

（1）学会暴露、剥离及观察肺脏的方法。

（2）观察中毒性肺水肿时肺大体形态和镜下微观结构的改变。

【实验材料】

（1）动物：小鼠 24 只，分为 6 组。

（2）器材：氯气产生装置、天平、手术器械（手术刀、小剪刀、镊子、弯和直止血钳）、酒精灯、滤纸、蛙板、缝合线。

（3）药品：MnO_2、浓盐酸。

【实验方法】

1. 实验室氯气产生制法

（1）反应原理：在酸性条件下，用氧化剂氧化 −1 价氯的化合物制得。通常用 MnO_2 与浓盐酸在加热条件下反应制得 Cl_2。

（2）化学反应式：$MnO_2 + 4HCl（浓）\xupdownarrow{\triangle} MnCl_2 + Cl_2\uparrow + 2H_2O$

主要仪器：圆底烧瓶、分液漏斗、酒精灯。

（3）净化与干燥：用水或饱和食盐水（可减少 Cl_2 的溶解）除去挥发出来的 HCl，用浓硫酸除去水蒸气。

（4）收集：用向上排空气法或排饱和食盐水法收集。检验是否收集满，可用一张湿润的淀粉碘化钾试纸放在集气瓶口，若试纸变蓝则已收满。

（5）尾气处理：Cl_2 有毒，不可直接排放到空气中去，一般用 NaOH 溶液吸收尾气。

2. 实验过程

每组取两只小鼠为实验组，称其重量，观察呼吸频率、深度及一般情况。然后将小鼠放入广口瓶中，将甲夹开放一半，乙夹则全部打开通入氯气。待瓶中出现云雾状时，密切观察小鼠的呼吸频率及深度的改变。小鼠死后，关闭乙夹，将小鼠取出，小心剪开胸壁，暴露气管，用线结扎气管下端，在结扎线以上剪断气管，再分离周围组织和心脏，将肺取出，用滤纸吸去肺表面的血液，观察肺的形态改变。称其重量计算肺系数（肺系数=肺重量/体重），与正常肺组织比较。取肺组织做切片，观察组织学改变。

【实验观察】

（1）大体观察暗红色，质地变实，含气量减少，呈肺水肿状态；切面酷似肝，质实而湿润，常有暗红色的液体流出。

（2）镜下观察肺内广泛的毛细血管扩张、充血，肺间质和肺泡腔内水肿，有时可出血；还可伴有肺泡上皮和肺泡毛细血管内皮细胞坏死。

【思考题】

（1）简单叙述发生中毒性肺水肿的机制。

（2）想一想环境污染与肺功能障碍的关系。

实验三 CCl$_4$对肝细胞的毒性作用

【实验目的】

观察正常肝脏在处理因素的影响下发生肝细胞肿胀（气球样变）的形态学改变。

【实验材料】

（1）动物：小鼠12只，分成3组。

（2）器材：鼠笼、普通天平、1 mL注射器、手术刀、手术钳、解剖镊。

（3）药品：5%四氯化碳、生理盐水。

【实验方法】

每组取两只小鼠为试验组，皮下注射5%四氯化碳油溶液0.1 mL/10 g体重；另两只为对照组，注射生理盐水，48 h后剖腹取肝脏（小鼠的肝脏由4叶组成），固定，常规石蜡切片，HE染色。

【实验观察】

（1）大体观察 肝脏体积增大，肝被膜紧张，肝脏边缘变的圆滑；切开后切面隆起，似切开的豆腐，边缘外翻，颜色苍白，混浊无光泽，似开水烫过，称之为水样变性。

（2）镜下观察 弥漫性的肝细胞体积增大，变圆，肿胀的细胞内出现许多红染的颗粒，弥散于细胞质中，这是线粒体核内质网肿胀在光镜下的表现。重度的水肿表现为肝细胞体积的明显增大，胞质异常疏松、呈透亮状，似气球，称为气球样变。此种形态也多发生在病毒性肝炎。

【思考题】

（1）四氯化碳可通过哪些途径进入人体，如何引起肝脏发生病变？

（2）肝脏形态学改变对肝功能有何影响？

实验四　肾脏缺血模型的形态学观察实验

【实验原理】

由于血液中断或显著减少，使肾组织严重缺氧。缺氧可破坏细胞的有氧呼吸，损害线粒体的氧化磷酸化，使 ATP 产生减少，甚至停止。细胞能量的供应不足，细胞膜上的钠泵受损，而使细胞内水分增加，形成细胞水肿。

【实验目的】

掌握实验方法及操作技巧，观察肾脏缺血时的形态学变化；掌握一侧肾动脉缺血后对机体造成的影响。

【动物与器材】

（1）动物：大鼠 6 只。

（2）器材：鼠笼、固定台、手术器械（手术刀、小剪刀、镊子、弯和直止血钳）、动脉夹、1 mL 注射器、纱布、缝合针线。

（3）药品：生理盐水。

【实验方法】

术前大鼠禁食 24 h。称重，以 4% 水合氯醛 7.5 mL/kg 静脉麻醉。固定大鼠，腹部备皮。腹部偏左纵行切开皮肤，切口长约定 4～5 cm，分离皮下软组织及肌肉，切开腹膜，进入腹腔，将腹腔脏器推向右侧，暴露左肾及左肾蒂，分离左肾动脉，将动脉夹轻轻夹住左肾动脉阻断血流，持续 2 h（期间浸润生理盐水的纱布缚在切口处）。然后将动脉夹取下，缝合腹膜、肌层及皮肤。3 h 和 12 h 后将动物处死，分别取下左右肾脏，常规固定、切片，HE 染色。

【实验观察】

（1）大体观察：左肾动脉被夹住后，肾脏颜色颜色立即变浅失去光泽，肾脏较肿大，切面皮质肿胀，苍白，髓质颜色较深，充血水肿。

（2）镜下观察：肾小管上皮细胞水肿，体积增大，边界不清，胞质淡染透亮或呈颗粒状，管腔狭窄而不规则或消失。上述改变尤以近曲小管为重，肾小球无变化，间质充血。

【思考题】

（1）哪些因素可致细胞水肿？

（2）细胞水肿最常发生在哪些细胞？

（3）组织缺血时还会发生什么改变？

▶▶ 参考资料 ◀◀

[1]　马保华. 形态学实验教程. 济南：山东大学出版社，2005.

[2]　张晓. 机能实验学. 北京：科学出版社，2007.

（胡晓松）

附 1　成人主要正常器官的重量及大小参考值

主要脏器	大小（cm）		重量（g）
脑（包括蛛网膜及软脑膜）	男性：大脑矢状径 16～17；垂直径：12～13		1 300～1 500
	女性：大脑矢状径 15～16；垂直径：12～13		1 100～1 300
脊髓	长度 40～50 左右径：颈髓（膨大部）：1.3～1.4；胸髓：1；腰髓（膨大部）：1.2 前后径：颈髓（膨大部）：0.9；胸髓：0.8；腰髓（膨大部）：0.9		25～27
垂体	2.1×1.4×0.5		10～20 岁：0.56 20～70 岁：0.61 妊娠：0.84～1.06
心脏	长径：12～14；横径：9～11；前后径：6～7 厚度：左右心房壁：0.1～0.2；左心室壁：0.8～1.0；右心室壁：0.2～0.3 周径：三尖瓣：11；肺动脉瓣：8.5；二尖瓣：10；主动脉瓣：7.5 肺动脉（心脏上部）：8；升主动脉（心脏上部）：7.4 降主动脉：4.5～6；　腹主动脉：3.5～4.5		男：250～270 女：240～260
肺			左：325～480 右：360～570
甲状腺	5～7（长）×3～4（宽）×1.5～2.5（厚）		20～40
肝	左右 25～30×前后 19～21×上下 6～9		1 300～1 500
脾	12～14×8～9×3～4		140～180
胰腺	18×4.5×3.8		90～120
肾	11～12×4～6×3～4；皮质厚度：0.5		120～140（单侧）
肾上腺	4～5×2.5～3.5×0.5		5～6（单侧）
前列腺	1.4～2.3×2.3～3.4×3.2～4.7		20～30 岁：15 51～60 岁：20 70～80 岁：30～40
子宫	未孕妇女：长：7.8～8.1；宽：3.4～4.5；厚：1.8～2.7 经产妇：8.7～9.4×5.4～6.1×3.2～3.6 宫颈大小（未孕妇女）2.9～3.4×2.5×1.6～2		未孕妇：33～41 经产妇：102～117
卵巢	未孕妇女：4.1～5.2×2～2.7×1～1.1 经产妇：2.7～4.1×1.5×0.8		5～7（单侧）

附2 人体生化检测正常参考值

项目	项目名称	正常值	单位
血液分析	谷丙转氨酶（ALT）	0～40	U/L
	谷草转氨酶（AST）	0～45	U/L
	总蛋白（TP）	60～80	g/L
	白蛋白（ALB）	35～55	g/L
	碱性磷酸酶（ALP）	40～150	U/L
	r-谷氨酰转移酶（GGT）	男 11～50；女 7～32	U/L
	总胆红素（TBIL）	3.4～20.0	μmol/L
	直接胆红素（DBIL）	0～7	μmol/L
	肌酐（Cr）	44～133	μmol/L
	尿酸（Ua）	女 150～360；男 180～440	μmol/L
	尿素氮（UREA）	1.8～7.1	mmol/L
	血糖（GLU）	3.61～6.11	mmol/L
	甘油三脂（TG）	0.56～1.7	mmol/L
	胆固醇（TC）	合适范围 < 5.20	mmol/L
	血清镁（Mg）	成人 0.8～1.2；儿童 0.5～0.9	mmol/L
	血清钾（K）	3.5～5.5	mmol/L
	血清钠（Na）	135～145	mmol/L
	血清氯（Cl）	96～106	mmol/L
	血清钙（Ca）	成人 2.12～2.75；儿童 2.25～3.0	mmol/L
	血清磷（P）	成人 0.97～1.62；儿童 1.45～2.10	mmol/L
	血清铁（Fe）	女 7～27；男 9～29	μmol/L
	血清氨（NH）	12～59	μmol/L
	二氧化碳总量（TCO_2）	22～32	mmol/L
	二氧化碳结合力（CO_2Cp）	22～29	mmol/L
	一氧化碳定性（CO）		
	α-羟丁酸脱氢酶（α-HBDH）	70～190	U/L
	肌酸肌酶（CK）	男 25～200；女 25～170	U/L
	乳酸脱氢酶（LDH）	100～240	U/L
	肌酸激酶同功酶（CK-MB）	< 24	
	血清白/球蛋白（A/G）	3.5～5.5/2～3	
	高密度脂蛋白（HDL）	合适范围 > 1.04	mmol/L
	低密度脂蛋白（LDL）	合适范围 < 3.12	mmol/L
	极低密度脂蛋白（VLDL）	< 0.78	mmol/L
	C反应蛋白（CRP）	0.42～5.2	mg/L
	免疫球蛋白A（IgA）	2.35±0.34	g/L

项目	项目名称	正常值	单位
血液分析	免疫球蛋白 G（IgG）	12.87±1.35	g/L
	免疫球蛋白 M（IgM）	1.08±0.24	g/L
	铁蛋白（SF）	男 15～200；女 12～15	µg/L
	白蛋白（Alb）	57%～68%	
	纤维蛋白原（FIB）	2～4	g/L
	肌酐（cr）	44～133	Umol/L
	肌酐清除率（Ccr）	80～120	mL/min
	血糖（Glu）	3.9～6.1	Mmol/L
	血淀粉酶（AMY）	＜220	U/L
	补体 3（C3）	0.85～1.93	g/L
	抗链 0（ASO）	1∶400 以下	
	类风湿因子（RF）	＜30	IU/mL
	肥达氏反应（WR）	H≤1∶160　O≤1∶80	
	癌胚抗原（CEA）	＜5	µg/L
	白细胞计数（WBC）	（4～10）×10⁹	/L
	中性杆状核粒细胞（Nst）	1～5	%
	中性分叶核粒细胞（Nsg）	50～70	%
	嗜酸性粒细胞（EOS）	0.5～5	%
	嗜碱性粒细胞（B）	0～1	%
	淋巴细胞（LYM）	20～40	%
	单核细胞（M）	1～8	%
	红细胞计数（RBC）	男：（4.0～5.5）×10¹²	/L
		女：（3.5～5.0）×10¹²	/L
	血红蛋白（HGB）	男：120～165	g/L
		女：110～150	g/L
	红细胞压积（HCT）	男：0.40～0.5	
		女：0.35～0.45	
	平均红细胞体积（MCV）	82～92	fL
	平均红细胞血红蛋白含量（MCH）	27～31	Pg
	平均红细胞血红蛋白浓度（MCHC）	320～360	g/L
	红细胞体积分布宽度（RDW）	＜15%	
	血小板计数（PLT）	（100～300）×10⁹	/L
	平均血小板体积（MPV）	7.66～13.14	FL
	血小板压积（PCT）	男：0.18%～0.22%	
		女：14.82%～17.18%	

续表

项目	项目名称	正常值	单位
尿液分析	尿量	1 000~2 000	mL/d
	多尿	>2 500	mL/d
	少尿	<400	mL/d
	无尿	<100	mL/d
	比重（SG）	1.010~1.025	
	酸碱度（PH）	5~6	
	白细胞（LEU）	—	
	亚硝酸盐（NIT）	—	
	蛋白（PRO）	—	
	尿糖（GLU）	—	
	酮体（KET）	—	
	尿胆原（UBG）	—	norm
	胆红质（BIL）	—	
	红细胞（ERY）	—	
	尿沉渣检查	红细胞：0~3；白细胞：0~5	个/HPF
血沉	ESR	男：0~15	mm/h
		女：0~20	mm/h
脑脊液分析	性　状	无色、水样	
	压力（侧卧）	0.686~1.76	kPa
	蛋白定量	0.2~0.4	g/L
	葡萄糖	2.5~4.5	mmol/L
	CRP	C反应蛋白−	
	潘氏蛋白定性试验	—	
	（β2-MG）	β2—微球蛋白：成人<8；儿童<3	mg/L
	MBP	髓鞘碱性蛋白<4	g/L
	氯化物（以氯化钠计）	123~130	mmol/L
	细胞数	$(0~10)×10^6$	/L
		淋巴细胞占70	%
		单核细胞占30	%

附3　常用病理学学习网站

[1] 病理学园地，http://www.binglixue.com/.

[2] 华夏病理学网，http://www.ipathology.cn/.

[3] 中国病理学网，http://www.pathology.cn/.

[4] 中华病理技术网，http://www.dingw.com/.

[5] 北京大学医学部精品课程，http://jpkc.bjmu.edu.cn/jpkc-sb/bingli/jpkc/jpkc.htm.

[6] 中国医科大学精品课程，http://www.cmu.edu.cn/curriculum/view_exercise.asp.

[7] 南方医科大学精品课程，http://jpkc.fimmu.com/bingli/.

（李娟）